PETER EMMRICH

Antlitzdiagnostik nach DR. SCHÜSSLER

Beschwerden frühzeitig erkennen
und heilen

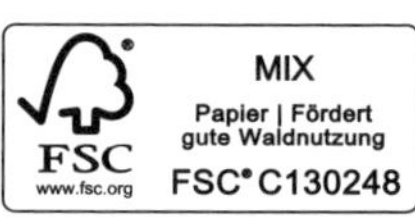

1. Auflage 1997 NATURA-MED Verlagsgesellschaft mbH
2.–11. Auflage 1999 / 2001 / 2003 / 2004 / 2006 / 2007 / 2008 / 2010 / 2015 / 2020
Jungjohann Verlag, Neckarsulm
1. Polnische Auflage 1997 MedBook, Poznan
1. Bibliografische Information der Deutschen Nationalbibliothek:
Die Deutsche Nationalbibliothek verzeichnet diese Publikation
in der Deutschen Nationalbibliografie; detaillierte bibliografische Daten
sind im Internet über https://dnb.de abrufbar.

1. und 2. Japanische Auflage 2002/2010 Homoeopathic Publishing Ld., Tokio
1. Englische Auflage 2004 WzG Weg zur Gesundheit Verlag, Dormagen

12. ergänzte und korrigierte Auflage 2024
13. Auflage 2025

Lektorat: Dr. RICHARD RESCHIKA, Freiburg
Umschlaggestaltung | Layout und Satz: GESINE BERAN, Turin
Umschlagmotiv: © BRIGITTE KUKA, Bielefeld
Druck | Bindung: Bittner Print, s.r.o., Bratislava
Printed in the European Union

ISBN 978-3-95883-550-4 | ISBN E-BOOK 978-3-95883-551-1

PETER EMMRICH

ANTLITZ DIAGNOSTIK

NACH DR. SCHÜSSLER

BESCHWERDEN
FRÜHZEITIG ERKENNEN
UND HEILEN

Mit Illustrationen von Brigitte Kuka

INHALT

GELEITWORT

GERN KOMME ICH DER BITTE DES AUTORS NACH, für die 2. Auflage des Buches *Antlitzdiagnostik* ein Geleitwort zu schreiben. Es spricht für sich, dass die 1. Auflage dieses praxisbezogenen Büchleins so rasch vergriffen war.

Die vorliegende 2. Auflage ist durch die Erweiterungen noch umfassender und interessanter geworden. Gerade die besonders wichtigen Mittel Nr. 1, 2 und 4 werden ausführlicher beschrieben und finden damit die Beachtung, die ihnen häufig zukommt. Für manchen Laien, aber auch Mediziner wird das neu hinzugefügte Kapitel »Die Organuhr« besonders interessant sein.

Uns Europäern und der wissenschaftlich orientierten Medizin ist die energetische Betrachtungsweise der Polaritäten Krankheit – Gesundheit fremd. Viel zu wenig Beachtung finden in der wissenschaftlichen Medizin die Chronobiologie und der Biorhythmus. Bei der stetigen Zunahme von psychosomatischen und chronischen Krankheitsbildern muss eine nur symptomorientierte Therapie versagen. Die Wiederherstellung der gestörten Ordnung des Biorhythmus, die Wiederherstellung der Harmonie zwischen Körper, Seele, Geist sind für eine stabile Gesundheit eine Grundvoraussetzung.

Die Biochemie nach Dr. SCHÜSSLER als Informationstherapie kann dabei von Therapeuten und Ärzten, aber auch von Laien mit Erfolg angewendet werden. Die Organuhr kann uns helfen zu verstehen, warum manche Beschwerden zu bestimmten Zeiten auftreten. Auch wenn jemand als »organisch gesund« eingestuft wurde, erhält der geschulte Arzt, Therapeut und Laie Hinweise auf eine energetische »funktionelle« Störung an einem

Schwachpunkt im Körper – nach chinesischen Kriterien eine Störung des Energieumlaufes in den einzelnen Funktionskreisen.

So kann eine sich anbahnende Erkrankung oft schon im Vorfeld erfolgreich behandelt werden, denn jeder Erkrankung geht eine Störung der Funktion voraus. In diesem Stadium bewirkt die Biochemie nach Dr. SCHÜSSLER mit ihren Informationen, dass Mineralstoffe aus der Nahrung optimal aufgenommen werden können und so die Abläufe in der Zelle, in den Geweben und Organen sich wieder stabilisieren. Das Antlitz als Spiegel unserer Seele hilft uns, uns selbst besser kennenzulernen. Die Veränderungen, die sich in der Polarität Krankheit – Gesundheit zeigen, drücken sich auch in unserem Antlitz aus.

VIEL SPASS BEI DER LEKTÜRE dieses praxisbezogenen Büchleins! Machen Sie sich mit der Methode vertraut, sie ist einfach zu verstehen und doch wirkungsvoll. Sie stabilisiert auch Ihre Gesundheit.

Dr. med. HELGA LÖHNITZ –
Vizepräsidentin DNB Bad Dürrheim, im Februar 1999

VORWORT ZUR 12. AUFLAGE

> »Teile Dein Wissen.
> Das ist ein Weg,
> Unsterblichkeit zu erlangen.«
>
> TENZIN GYATSO (*1935), *buddhistischer Mönch und geistliches Oberhaupt der Tibeter*

IM NEUEN VERLAG LÜCHOW und im neuen Gewand erscheint die 12. Auflage meines Buches *Antlitzdiagnostik*, worüber ich mich sehr freue. Seit 27 Jahren dient es als Ratgeber all jenen, die sich mit den zwölf SCHÜSSLER-Salzen beschäftigen. Ob Laien oder Fachleute, alle finden darin praktische Tipps für den Alltag, wenn Befindlichkeitsstörungen plötzlich in Erscheinung treten. Aber auch chronische Leiden, die nicht weichen wollen, können bei sorgfältigem Studium der einzelnen Arzneimittelbilder und der anschließenden gezielten Mittelwahl eine Verbesserung erfahren. Und im günstigsten Fall wird sogar eine Heilung ermöglicht, was keiner zuvor für denkbar gehalten hätte.

Gerade das Kapitel »Krankheitsfälle« soll als eine Art Inspiration dienen, und viele weitere Hinweise lenken die Leserschaft zu den infrage kommenden Zellsalzen, die dann in potenzierter Form zum Einsatz kommen sollen. Auch das umfassende Stichwortverzeichnis bietet eine Stütze, um gerade bei Schmerzen das angezeigte SCHÜSSLER-Salz rasch zu finden.

So bin ich guten Mutes, dass dieses Kompendium, welches bisher in vier Sprachen erschienen ist, auch zukünftig allen Ratsuchenden ein treuer Begleiter sein wird.

Pforzheim, im Winter 2023/24

PETER EMMRICH

VORWORT ZUR 11. AUFLAGE

> »Wahrheit ist eine Fackel,
> die durch den Nebel leuchtet,
> ohne ihn zu vertreiben.«
>
> *CLAUDE ADRIEN HELVÈTIUS (1715–1771), französischer Philosoph*

DAS VERMÄCHTNIS DES DEUTSCHEN ARZTES, Wundarztes und Geburtshelfers Dr. med. WILHELM HEINRICH SCHÜSSLER aus Bad Zwischenahn, welcher viele Jahrzehnte ärztlich in Oldenburg tätig war, sind 12 potenzierte Mineralsalze. Er war fest davon überzeugt, dass man alles, was überhaupt noch heilbar ist, mit damit heilen könne. Seit nahezu 150 Jahren werden diese nach ihm benannten SCHÜSSLER-Salze weltweit mit größtem Erfolg angewendet. Gerade in Indien genießen sie eine hohe Anerkennung. Teure Medikamente aus der Chemiefabrik gegen Schmerzen oder Infektionskrankheiten können sich dort auch im 21. Jahrhundert nur die wenigsten Menschen leisten. Deshalb sind sie sehr dankbar für das Geschenk einer preiswerten Therapie. Schenkt man ärztlichen Berichten über Fallbeispiele mit multiresistenten Keimen, bei denen herkömmliche Antibiotika versagen, Glauben, so konnten diese mit den SCHÜSSLER-Salzen erfolgreich behandelt werden. Viele fragen sich sicherlich, wie das denn geht.

Die Antwort liegt auf der Hand: Durch die SCHÜSSLER-Salze wird offenkundig das körpereigene Abwehrsystem des Erkrankten in solch einer Weise stimuliert, dass der Organismus aus eigener Kraft es schafft, Abwehrzellen zu mobilisieren, die wiederum den Erregern den Garaus machen. Man beachte hingegen die Wirkung eines Antibiotikums, welches nur die Teilung der Erreger stoppt. Somit wird jedem klar, dass die SCHÜSSLER-Salze weltweit sicherlich auch in den nächsten 150 Jahren ein probates Mittel gegen fast jeden Krankheitserreger darstellen, denn ihre Wirkweise zielt nicht auf den Erreger ab, sondern stärkt den kranken Organismus und befähigt ihn dadurch, die Heilung aus eigener Kraft einzuleiten.

Wenn man dies nüchtern betrachtet, so gebührt Dr. SCHÜSSLER posthum der Nobelpreis in der Medizin.

Pforzheim, im Januar 2020

PETER EMMRICH

VORWORT ZUR 1. AUFLAGE

> »Die Naturwissenschaft hat recht mit dem, was sie aussagt; sie hat unrecht mit dem, was sie verschweigt.«
>
> *CARL FRIEDRICH VON WEIZSÄCKER (1912–2007), deutscher Physiker*

»GESUNDHEIT IST NICHT ALLES, aber ohne Gesundheit ist alles nichts«, sagte SCHOPENHAUER einmal und hatte damit recht. Gerade heutzutage, in einer Zeit, in der die »Gesundheitskassen« uns zeigen, wo gespart werden kann, muss jeder Einzelne von uns wieder Eigenverantwortung für sich und für seine Gesundheit übernehmen. Dies gilt im Hinblick auf die Gesundheit ihrer Kinder insbesondere für verantwortungsbewusste Eltern.

Man besinnt sich wieder auf traditionelle Naturheilverfahren, welche gut, leicht anzuwenden und preiswert sind. Dazu gehört die biochemische Heilweise nach Dr. SCHÜSSLER.

Husten, Schnupfen, Heiserkeit werden Sie damit genauso schnell beseitigen, wie Sie es bisher wohl mit schweren antibiotischen Geschützen gewohnt waren. Aus 12 Biosalzen wählt man einfach dasjenige aus, das anhand der vorhandenen Symptome des Erkrankten den Krankheitszeichen im Arzneimittelbild am nächsten kommt.

Verhindern Sie bitte rechtzeitig, dass sich der Krankheitsprozess in Ihrem Körper ausbreitet und chronisch wird.

Handeln Sie noch heute!

Menschen, welche schon über Jahre oder gar Jahrzehnte an chronischen Krankheiten leiden, können bei richtiger Anwendung der Biosalze nach Dr. SCHÜSSLER bald eine deutliche Verbesserung ihres Gesundheitszustandes erleben.

Wie dies zuwege gebracht werden kann, soll Ihnen dieses Kompendium zeigen, das Sie bereits in Händen halten.

»Vorbeugen ist besser als heilen«, sagt schon der Volksmund. Hat er damit recht?

Pforzheim, im Mai 1997
Der Verfasser

EINLEITUNG

DIE BIOCHEMIE NACH DR. SCHÜSSLER besteht schon seit über 150 Jahren und zeichnet sich dadurch aus, dass sie eine leicht zu überschauende, zu erlernende und anzuwendende Heilweise ist. Durch ihre sanfte Wirkung greift sie regulierend in das Zellgeschehen ein, ordnet die biochemischen Zustände im Organismus und bewirkt dadurch eine Heilung. Nebenwirkungen sind bisher nicht beobachtet worden. Darüber hinaus ist die Therapieform kostengünstig, was sie für den einen oder anderen umso interessanter macht.

Dieses Kompendium soll dem Leser und Anwender die biochemische Heilweise näherbringen. Auf wissenschaftliche Abhandlungen über die Wirkungsweise wurde verzichtet. Den Versuch der Erklärung einer möglichen Funktionsweise, können Sie im Kapitel »Ist die Hochdosierung von SCHÜSSLER-Salzen sinnvoll?« auf Seite 141 nachlesen. Richtig angewendet, führt diese einfache Methode zum Erfolg. Bitte verwechseln Sie nicht die heute gängige wissenschaftliche Bezeichnung »Biochemie« – man versteht hierunter die Lehre von den chemischen Vorgängen in leben-den Organismen – mit der hier dargelegten »biochemischen Heilmethode«. Bei dem biochemischen Heilverfahren nach Dr. SCHÜSSLER werden dem Leidenden kleine Arzneigaben verabreicht. Bei kleinen Arzneigaben denkt der Laie sofort an die Homöopathie. Die Grundregel der Homöopathie lautet: »Similia similibus curentur«, auf Deutsch: »Ähnliches könne mit Ähnlichem geheilt werden«. Die biochemische Heilmethode hat jedoch als Grundlage: »Fehlendes werde durch Fehlendes ersetzt.«

Dr. SCHÜSSLER war homöopathisch ausgebildeter Arzt und arbeitete diese von ihm »Nährsalze« genannten Mineralsalze homöopathisch auf, wie wir noch sehen werden. Wird nun dem kranken Organismus das fehlende Mineralsalz – wohlgemerkt in homöopathisch aufgearbeiteter Form – zugeführt, so greift es ausgleichend in den gestörten Funktionsablauf des Ionengefälles ein und normalisiert diesen. Unter dem Ionengefälle versteht man den Konzentrationsunterschied der Mineralsalze außerhalb und innerhalb der Zellen.

SCHON HIPPOKRATES (UM 460–375 V. CHR.), den man gerne als Vater der Medizin tituliert, wusste, dass vor der Therapie die Götter die Diagnose gesetzt haben. Die biochemische Heilweise verwendet neben den klinischen Symptomen oft auch die Symptome des Antlitzes. Der »Wasserdoktor« SEBASTIAN KNEIPP (1821–1897), ein Zeitgenosse SCHÜSSLERS, erkannte ebenso Störungen im Organismus aus Veränderungen des Antlitzes der betreffenden Person.

Diese Antlitzdiagnostik nennt man auch Semiotik (= Lehre von den Krankheitserscheinungen, -anzeichen), was so viel bedeutet wie »das Erkennen von Krankheitsstörungen im Gesicht«. Diese Methode war ein Hilfsmittel zur Diagnosefindung in einer Zeit, als es weder Ultraschall noch CT (Computertomografie) gab.

KURT HICKETIER (1891–1958) beobachtete viele Jahre hindurch die im Erscheinungsbild der Haut auftretenden Veränderungen Hunderter Gesichter und ordnete dann die entsprechenden Zeichen (Signaturen) den Mineralsalzen zu. Er konkretisierte damit die Signaturenlehre, welche SCHÜSSLER ansatzweise in seinen Schriften entwickelt hatte. Sie lernen in diesem Kompendium die von Dr. SCHÜSSLER benutzten 12 Mineralsalze in ihren klinischen Symptomen wie auch in ihren Antlitzzeichen kennen.

HISTORIE

DER BEGRÜNDER DIESES BIOCHEMISCHEN Heilverfahrens war WILHELM HEINRICH SCHÜSSLER, der in Bad Zwischenahn am 21. August 1821 das Licht der Welt erblickte. Er wurde in bescheidene Verhältnisse hineingeboren. Sein Vater, Amtmann im Herzogtum Oldenburg, konnte die siebenköpfige Familie gerade noch ernähren. Das Geld reichte nicht, um seinen sehr sprachbegabten Sohn HEINRICH studieren zu lassen. SCHÜSSLER hatte sein großes Talent für die Heilkunde entdeckt und wollte homöopathisch behandelnder Heilpraktiker werden. Sein zweitältester Bruder ERNST GEORG THEODOR erkannte die damals bestehenden großen Schwierigkeiten bei der Ausübung des Berufes des Heilpraktikers (man bedenke, dass die Kurierfreiheit erst 1869 eingeführt wurde) und finanzierte das Studium seines Bruders, jedoch unter der Bedingung, dass dieser sich zum homöopathischen Arzt ausbilden lasse.

Da das Herzogtum Oldenburg über keine Universität verfügte, ging SCHÜSSLER 1852 nach Paris. Später studierte er in Berlin und Gießen, erlangte in Gießen seine Doktorwürde und hielt sich 2 Semester zur Homöopathieausbildung an der medizinischen Fakultät der Universität Prag auf. Nach Oldenburg zurückgekehrt, musste er vor dem Medizinalkollegium eine Separatprüfung ablegen, da ihm das Abitur fehlte. Das Staatsexamen legte er am 14. August 1857 ab und konnte 1858 endlich als 36-Jähriger eine Praxis eröffnen und seinem schon lang gehegten Wunsch nachkommen, Menschen zu helfen, sie zu kurieren. SCHÜSSLER, geprägt durch einen starken Forschungsdrang, zweifelte als Student schon sehr früh die allgemeine Lehrmeinung an. So entstanden auch kritische Arbeiten zur Homöopathie.

ANGEREGT DURCH DIE ARBEITEN des niederländischen Physiologen JACOB MOLESCHOTT (1822–1893), welcher erkannte, dass Phosphor wichtig für die Nervenzelle ist, und den Satz »ohne Phosphor kein Gedanke« (1852) prägte, kam SCHÜSSLER zu der Überzeugung, dass fehlende anorganische Mineralsalze gestörte Lebensvorgänge und somit Krankheiten hervorrufen. Folglich tritt eine Hemmung des Zellstoffwechsels auf. Führt man das fehlende Mineralsalz respektive die fehlenden Mineralsalze zu, so kommt der gestörte Zellstoffwechsel wieder in Gang.

RUDOLF VIRCHOW (1821–1902), gleichen Jahrgangs wie SCHÜSSLER und KNEIPP, führt in seinem Hauptwerk »Cellularpathologie« (1858) aus, dass letztendlich jedes Leiden nur auf einer Störung in den Zellen beruhe.

Der Agriculteur JUSTUS VON LIEBIG (1803–1873) regte den jungen Arzt SCHÜSSLER (1876) zu folgender Überlegung an: »Für die Landwirtschaft haben die anorganischen Stoffe der Pflanzen durch die Agriculturchemie bereits ihre Verwertung gefunden«, und SCHÜSSLER folgerte 1879 in seiner Schrift: *Die*

Heilung der Diphtheritis auf biochemischem Wege: »Danach ist meine Therapie ein Analogon der Agriculturchemie. So, wie man – was jeder rationelle Landmann weiß – kränkelnde Pflanzen durch Begießen mit einer Lösung des ihnen entsprechenden Salzes zum Gedeihen bringen kann, so curire ich die erkrankten animalischen Gewebe mittels Verabreichung von Molekülen eines anorganischen Salzes, welches demjenigen homogen ist, durch dessen Funktionsstörung die betreffende Krankheit bedingt ist.«

AN DIESER STELLE SEI ERWÄHNT, dass SCHÜSSLER durch seine Methode eine große Zahl diphtheriekranker Kinder vor dem Tode bewahren konnte, welche von seinen ärztlichen Kollegen bereits aufgegeben worden waren.

SCHÜSSLER bestätigte die Forschungsergebnisse MOLESCHOTTS – »Gesund bleiben kann der Mensch nur, wenn er die nötigen Mineralstoffe in der erforderlichen Menge und im richtigen Verhältnis besitzt« – und postulierte »dass man mit Kalk, Natrium, Kalium, Magnesia und Eisen in ihren Verbindungen mit Phosphorsäure, Schwefelsäure und Chlor sowie Silicea sämtliche Krankheiten, welche überhaupt heilbar sind, auf diesem Wege heile«.

1873 hatte Dr. SCHÜSSLER seine Forschungsergebnisse in der *Allgemeinen Homöopathischen Zeitung* unter dem Titel *Eine abgekürzte homöopathische Therapie* veröffentlicht und erregte damit den Widerspruch seiner homöopathischen Kollegen. Im folgenden Jahr brachte er die Schrift *Eine Abgekürzte Therapie gegründet auf Histologie und Cellular-Pathologie* (1874) heraus.

Dr. med. WILHELM HEINRICH SCHÜSSLER verstarb am 30. März 1898 im 77. Lebensjahr in Oldenburg.

SCHÜSSLER WAR HOMÖOPATH und bereitete seine Mineralsalze lege artis auf; d. h., man nehme 1 Teil Mineralsalz und 9 Teile Milchzucker (Verhältnis 1 : 10), vermische alles kräftig und erhalte daraus die Konzentration D1. Von der D1 nimmt man wiederum 1 Teil zu 9 Teilen Milchzucker, vermischt alles kräftig und erhält so die D2. Diese Prozedur wiederholt man bis zu D6 respektive D12.

Rein rechnerisch liegt bei der D6 eine Verdünnung von 1 : 1.000.000 sprich 1 Million; bei der D12 eine Verdünnung von 1 : 1.000.000.000.000 sprich 1 Billion. Durch das homöopathische Aufarbeitungsprinzip kommt es zu einer Kraftentfaltung der Substanz. (Wenn Sie dazu nähere Informationen wünschen, greifen Sie bitte zu einem guten Lehrbuch der Homöopathie.)

Dr. SCHÜSSLER bediente sich folgender 12 Mineralsalze, welche sich im Blut befinden, zur Krankenbehandlung:

DIE 12 BIOCHEMISCHEN MITTEL (KLASSISCHE BIOCHEMIE):

Nr. 1	Calcium fluoratum D12	Gefäß-/Elastizitätsmittel
Nr. 2	Calcium phosphoricum D6	Aufbau-/Regenerationsmittel
Nr. 3	Ferrum phosphoricum D12	Fiebermittel
Nr. 4	Kalium chloratum D6	Entzündungs-Schleimhautmittel
Nr. 5	Kalium phosphoricum D6	Nervenmittel
Nr. 6	Kalium sulfuricum D6	Stoffwechselmittel
Nr. 7	Magnesium phosphoricum D6	Krampfmittel
Nr. 8	Natrium chloratum D6	Blut-,Wasserregulationsmittel
Nr. 9	Natrium phosphoricum D6	Entsäuerungsmittel

Nr. 10	Natrium sulfuricum D6	Entschlackungsmittel
Nr. 11	Silicea D12	Bindegewebs-/Eitermittel
Nr. 12	Calcium sulfuricum D6	Eitermittel

DIE NR. 1, 3 UND 11 WERDEN IN DER D12 VERORDNET, DIE ÜBRIGEN IN DER D6.

DER BIOLOGE GÜNTER CARL STAHLKOPF (1918–2000) konnte in diesem Jahrhundert die Erkenntnisse SCHÜSSLERS, die Nr. 1, 3 und 11 in der D12 anzuwenden, anhand von Versuchen an Einzellern sinnvoll belegen (persönliche Mitteilung an den Verfasser bei einer REGENAPLEX-Tagung in Stuttgart 1996).

Diese Mineralien finden sich in jedem menschlichen Organismus als die wichtigsten anorganischen Bestandteile. Sie werden den verschiedenen Gewebetypen zugeführt wie weggeschafft. Blut enthält neben Wasser, Kohlenhydraten, Fetten und Eiweißstoffen auch Fluorkalzium, Kieselsäure, Eisen, Kalk, Magnesium, Natrium und Kalium. An Phosphor-, Kohlen-, Schwefelsäure und Chlor sind die letzten fünf Elemente gebunden.

In höherer Konzentration finden sich im Muskelgewebe Kalium, Magnesium und Eisen, im Bindegewebe Fluor und Silicea, im Knorpel und in den Knochen Fluor, Calcium und Magnesium. Verstärkt haben wir Natrium, Magnesium und Calcium in den Nerven und im Gehirn. Durch die Verbrennung des Sauerstoffes in der Zelle entstehen als Stoffwechselendprodukte u. a. Milchsäure, Ammoniak, Harnstoff und Harnsäure, die aus der Zelle eliminiert werden müssen. Für alle Vorgänge in und an Zellen sind biochemische Mineralien notwendig. Liegen sie in einer falschen Konzentration vor, so haben wir einen Zustand, der als Krankheit bezeichnet wird.

Ein begeisterter Biochemie-Anhänger namens DIETER SCHÖPWINKEL fügte (u. a. 1928) 5 Ergänzungsmittel hinzu, welche ebenso am Aufbau des menschlichen Körpers beteiligt sind. Inzwischen gibt es neben den »klassischen« Funktionsmitteln noch weitere 12 Ergänzungsmittel. Der Vollständigkeit halber sind sie hier aufgelistet:

Nr. 13	**Kalium arsenicosum**	**Nr. 14**	**Kalium bromatum**
Nr. 15	**Kalium jodatum**	**Nr. 16**	**Lithium chloratum**
Nr. 17	**Manganum sulfuricum**	**Nr. 18**	**Calcium sulfuratum**
Nr. 19	**Cuprum arsenicosum**	**Nr. 20**	**Kalium aluminium sulfuricum**
Nr. 21	**Natrium bicarbonicum**	**Nr. 22**	**Calcium carbonicum**
Nr. 23	**Natrium bicarbonicum**	**Nr. 24**	**Arsenicum jodatum**

Ihre Wirkungsspektren sind in den biochemischen Lehrbüchern nachzulesen.

Bevor wir uns den biochemischen Funktionsmitteln zuwenden, noch ein Wort zur Selbstmedikation (Selbstbehandlung). Es werden hier keine Therapieempfehlungen ausgesprochen. Wenden Sie sich mit Ihren Beschwerden bitte an einen erfahrenen Arzt oder Heilpraktiker. Wir wollen dem Laien Einblick gewähren in den reichen Therapieschatz der biochemischen Heilweise, ihn jedoch nicht dazu verleiten, unvernünftig zu handeln.

ANTLITZDIAGNOSTIK

SICHERLICH HABEN SIE SCHON EINMAL bei einer längeren Bahnfahrt ihrem Gegenüber genauer ins Gesicht geschaut. Ob im Zugabteil, an der Bushaltestelle oder in geselliger Runde – die rote Säufernase, das blasse, käseweiße Angesicht oder ein gelbes, tiefzerfurchtes Antlitz ist bestimmt schon manch einem aufgefallen. Überall bieten sich Ihnen Gelegenheiten, Ihren Blick für die Antlitzdiagnostik zu schulen. Und mit der Zeit, je mehr Gesichter Sie genauer gemustert haben, werden Sie nicht nur feststellen können, wie interessant die Antlitzdiagnostik ist, sondern auch, wie abwechslungsreich die Gesichter sein können. Keines gleicht dem anderen.

Wie schon erwähnt, kommt es bei der Antlitzdiagnostik in erster Linie auf die Veränderung des Erscheinungsbildes der Gesichtshaut an. Verfärbungen, Glanzbildungen, Schattenbildungen und Faltenbildungen sind genau zu beobachten und unter Zuhilfenahme der Beschreibung und der beigefügten Abbildung zuzuordnen. Aber auch Veränderungen an Augen, Haut und Nägeln wie auch an der Zunge, die Beurteilung von Auswurf und Absonderungen etc. können dazu herangezogen werden. Bitte beachten Sie, dass nach dem Auftragen von kosmetischen Produkten oder sonstigen Mitteln eine Aussage nicht mehr zu treffen ist. Dies gilt auch bei chronischen Intoxikationen (z. B. Rauchen).

Betrachten Sie das Gesicht im Abstand von 1 bis 2 Metern bei hellem Tageslicht, und achten Sie darauf, dass es nicht direkt von der Sonne bestrahlt wird. Ebenso schlecht wäre eine Antlitzdiagnostik bei Kunstlicht. Denn direktes Sonnenlicht und Kunstlicht täuschen Farbveränderungen und Schattenwürfe vor.

Machen Sie sich vor einer Betrachtung frei von inneren Gedanken und körperlicher Anspannung. Nur so sind Sie in der Lage, diese »künstlerische Tätigkeit« erfolgversprechend auszuüben.

DIE ZEICHNUNGEN SOLLEN IN ERSTER LINIE dazu dienen, dem Leser die Antlitzdiagnostik nach HICKETHIER bildlich vor Augen zu führen. Es wurden mit Absicht für die Abbildungen Gesichter junger Menschen gewählt. Je jünger ein Organismus ist, umso weniger degenerativ sind die Prozesse, die bisher in ihm abgelaufen sind, und umso klarer lassen sich die Antlitzzeichen finden. Üben Sie sich nun täglich in der Betrachtung der Gesichter Ihrer Mitmenschen.

Der Anfänger glaubt oftmals, 2, 3 oder mehrere biochemische Mineralsalze mit der Antlitzdiagnostik gefunden zu haben. Das kann durchaus zutreffend sein. Dann handelt es sich um überlagernde Störungen, hervorgerufen durch das Ungleichgewicht und den Mangel an Mineralsalzen.

Jetzt sollte zuerst jenes biochemische Mittel verabreicht werden, welches dem Antlitzdiagnostiker am stärksten erscheint. Es obliegt ihm die Aufgabe, so lange die infrage kommenden Mittel anhand ihres Mittelbildes (Beschreibung des Mineralsalzes) gegeneinander abzuwägen, bis zuletzt die Wahl auf ein Mineralsalz fällt. Dazu finden Sie bei den Mittelbildern Hinweise, um eine exakte Auswahl der Mittel zu ermöglichen. Im gängigen Jargon verwendet der Fachmann den Begriff der Differenzialdiagnose (DD), um ähnliche Krankheitsbilder zu unterscheiden. Wir wollen nicht nur die Krankheitsbilder unterscheiden, sondern die vom Kranken geschilderten Symptome mit dem Mittelbild abgleichen: z. B. Besserung in der Wärme oder Verschlimmerung durch Wärme. Mit den Hinweisen unter DD soll Ihnen die

Mittelwahl erleichtert werden. Eventuell kann im täglichen Wechsel das nächstwichtigere Mittel gegeben werden (bitte Einnahmeregel beachten!). Es ist stets der Gesamteindruck zu bewerten.

2 BEISPIELE:

1.) Die Ursache für ein rotes Gesicht sei eine akute, fieberhafte Erkrankung. Wir denken sofort an Nr. 3 (Ferrum phosphoricum) und lassen in kurzen Abständen die Pastillen lutschen. Schon nach kurzer Zeit lässt sich ein Abblassen der Gesichtsröte beobachten.

2.) Bei einer Übersäuerung des Organismus (u. a. hervorgerufen durch übermäßigen Fleisch- und Wurstgenuss, zu viel an tierischem Eiweiß, extremen Kaffeegenuss) lässt sich auch eine Röte im Gesicht beobachten. Diese »Säuremaske« legt sich als eine Röte in Schmetterlingsform über die Nasen- und Wangenpartie. Hier denken wir gleich an die Nr. 9 (Natrium phosphoricum). Auch nach Einnahme dieses richtig gewählten Mittels verschwindet die Röte zusehends.

JE DEUTLICHER DIE VERÄNDERUNGEN in Erscheinung treten, desto stärker scheint der biochemische Mineralhaushalt gestört zu sein und desto länger, verknüpft mit viel Geduld und Ausdauer, müssen die Tabletten gelutscht werden. Bitte bedenken Sie abschließend den Vorteil der Antlitzdiagnostik: Schon lange, bevor sich die Störungen des Mineralsalzes zu einer oder mehreren Krankheitserscheinungen ausweiten können, lassen sie sich im Antlitz erkennen. Damit bietet sich dem erfahrenen Antlitzdiagnostiker eine wahre Vorsorge in der Gesundheitspflege.

Dr. SCHÜSSLER (1895, *Eine Abgekürzte Therapie. Anleitung zur biochemischen Behandlung der Krankheiten,*

22. Aufl.) lehnte das Salz Nr. 12 ab, nachdem er es ursprünglich für wichtig erachtet hatte. Er fand, dass Calcium sulfuricum »nicht in die konstante Zusammensetzung des Organismus« eingeht, und glaubte, es durch Nr. 9 Natrium phosphoricum und Nr. 11 Silicea ersetzen zu können. So findet sich hierzu auch in dem Lehrbuch des Antlitzdiagnostikers HICKETHIER keine Beschreibung. Leber, Galle, Muskel sind reich an Calcium sulfuricum, sodass es nach dem Tod SCHÜSSLERS wieder ins System aufgenommen worden ist.

ANWENDUNGSHINWEISE

IN APOTHEKEN SIND DIE FUNKTIONSMITTEL in Tabletten- und Salbenform erhältlich. Die Tabletten lässt man langsam im Mund zergehen. Im akuten Zustand nimmt man ein- bis zweistündlich 1 Tablette. Die Abstände können, falls geboten, auch verringert werden auf halb- bis viertelstündlich bzw. alle 5 Minuten 1 Tablette, bis eine deutliche Besserung eintritt. Bei chronischen Krankheiten lutscht man in der Regel 3 – 4-mal täglich 1 Tablette stets vor dem Essen.

Das von RUDOLF ARNDT (1835–1900), Professor für Psychiatrie an der Universität Greifswald, und HUGO SCHULZ (1853–1932), Professor für Pharmakologie an derselben Universität, formulierte Regulationsprinzip ging als das „ARNDT-SCHULZ'sche Grundgesetz" in den wissenschaftlichen Sprachgebrauch ein:

Kleine Reize fachen die Lebenstätigkeit an, mittelstarke fördern sie, starke hemmen sie, und stärkste heben sie auf.

DIESES BIOLOGISCHE GRUNDGESETZ hat auch für die Biochemie Gültigkeit. Durch gezielte Gabe der biochemischen Funktionsmittel wird die Lebenstätigkeit angefacht.

Die biochemischen Mittel sollen stets einzeln verabreicht werden. Eine Mischung zweier oder mehrerer Mittel vermeide man tunlichst. Nun gibt es Situationen, in denen 2 Mittel im Wechsel gegeben werden müssen. Dabei ist zu beachten, dass Calcium und Natrium, Kalium und Natrium sowie Kalium und Calcium Gegenspieler sind. Daraus ergibt sich, dass Calcium-, Kalium- und Natrium-Verbindungen nur mit Nr. 3 Ferrum phosphoricum, Nr. 7 Magnesium phosphoricum und Nr. 11 Silicea im Wechsel verabreicht werden dürfen, notfalls sogar am gleichen Tag. So ist es bei einem Fließschnupfen oft schwierig, zwischen Nr. 3 Ferrum phosphoricum und Nr. 8 Natrium chloratum zu differenzieren. Hier wären beide Mittel im Wechsel alle 10 Minuten zu geben (Nr. 3: erstes Entzündungsstadium; Nr. 8: wässriges Sekret). Auch bei der schweren gelenkrheumatischen Erkrankung wären mit Nr. 9 Natrium phosphoricum und Nr. 10 Natrium sulfuricum zusätzlich mit Nr. 11 Silicea 3-mal täglich 2 Tabletten als Wechselgaben sinnvoll, bis eine deutliche Besserung des akut-chronischen Zustandes erfolgt. Dann greift man auf das der Konstitution am ähnlichsten im Mittelbild erscheinende biochemische Mineralsalz zurück.

Salben werden auf bestimmte Hautareale aufgetragen 7und wirken über die Haut direkt auf das Geschehen ein (z. B. bei Entzündung Nr. 3 Ferrum phosphoricum). Salben können individuell je nach Bedarf zum Einsatz kommen. Ob nun die Salbe »hauchdünn« aufgetragen werden soll oder ob eine »messerrückendicke« Schicht nötig ist, welcher mit einem Mull z. B. über Nacht fixiert wird, muss von Fall zu Fall entschieden werden.

Bei Erkrankungen des Hals-Nasen-Rachen-Ohren-Bereichs erwiesen sich oftmals die Salbenanwendungen via Nasenschleimhaut (Reflexbereich) als erfolgreich. Gerade chronische Prozesse im Nasennebenhöhlen-Kiefer-Bereich, welche meist dumpfe Kopfschmerzen bereiten können, sprechen auf die Salbenanwendungen gut an. Dazu führt man einen ca. erbsengroßen Salbenklecks, ggf. mehrmals täglich, in jedes Nasenloch ein. Durch Massieren der Nasenflügel von außen wird die Salbe auch in die oberen Nasenräume verteilt.

CAVE: KEINE SALBE AUF OFFENE WUNDEN!

BEI OFFENEN WUNDEN oder Geschwürleiden sind Abtupfungen mit einem getränkten äußeren Mullläppchen erfolgversprechend. Dazu versetzt man 1/4 l gekochtes Wasser mit 10 Tabletten des gewünschten biochemischen Heilmittels und tränkt damit das Mullläppchen. Die Prozedur des Abtupfens sollte mehrmals am Tag wiederholt werden.

Eine weitere Besonderheit in der Biochemie ist die sog. »heiße Sieben«. Dabei handelt es sich um eine besondere Einnahmeform von Magnesium phosphoricum, dem Mittel Nr. 7. Bei akuten Schmerzen und Krampfanfällen lässt man ein Glas heißes Wasser, dem zuvor 5–10 Tabletten Nr. 7 zugesetzt wurden (mit Holzkochlöffel umrühren, kein Metall benutzen!), in kleinen Schlucken so heiß wie gerade noch verträglich trinken. Dabei soll jeder Schluck gut »eingespeichelt« werden (direkte Aufnahme über die Mundschleimhaut).

Die Erfahrung zeigt, dass eine 2- bis 3-malige Wiederholung des Trinkens eines Glases im Abstand von jeweils 15 Minuten (anschließend werden die Abstände wieder verlängert) sehr von Erfolg gekrönt sein kann.

DIE CHINESISCHE ORGANUHR

»DIE ORGANUHR IST NICHT WISSENSCHAFTLICH im strengen Sinne. Sie mag als eine Studie gelten, die zu Vergleich und Beobachtung anregen kann«, schreibt Prof. Dr. med. ERICH W. STIEFVATER im Vorwort der 1. Auflage seines Werkes »Die Organuhr«.

Wollen wir diese seit Jahrtausenden in der chinesischen Medizin bekannte Organuhr nun näher kennenlernen, so bedarf es zuerst einiger Begriffserklärungen.

Den Uranfangnannten im Alten China die Naturphilosophen *Wu-Ki*, welcher symbolhaft als leerer Kreis verbildlicht wurde. Daraus entstehen zwei polare Kräfte: das Lichte *(Yang)* und das Dunkle *(Yin)* genannt, dargestellt als chinesische Monade im Inneren der Uhr. Das eine, Teil des anderen, fließt gemäß der klassischen chinesischen Philosophie in einem wechselhaften Zu- und Abnehmen ineinander, ohne aber das andere zu verdrängen oder es gar zu verschlingen. Diese *Yin-Yang*-Kraft zirkuliert während einer Tag-Nacht-Einheit. Der Terminus *Chi (Qi)* wird bei uns im Westen mit dem Ausdruck »Energie« gleichgesetzt. *Chi* ist vielmehr eine Sammelbezeichnung für Atem, Lebenskraft (= vis vitalis), Gefühl, Odem, Wesen, Geist (= spiritus), also im Gleichklang mit komplexen Begriffen, welche auch in der abendländischen Medizin eine große Rolle spielen und sowohl seelische als auch physische Phänomene umfassen; kurz gesagt: *Chi* ist der Ursprung des Lebens. Man könnte aber auch sagen, dass *Yin* und *Yang* die beiden *Chi* seien und durch ihre gegenseitige Bewegung alle Dinge erzeugen und somit das Leben erhalten. Unter *Yang* verstehen wir das Männliche, das Aufstrebende, den Tag, die Wärme (Sonne), den Himmel, die Bewegung (Wachen), die Körperrückseite, rechts, die ungerade Zahl, außen. Unter *Yin* verstehen wir das Weibliche, das Absteigende, die Nacht, die Kälte (Mond), die Erde, die Ruhe (Schlafen), die Körpervorderseite, links, die gerade Zahl, innen.

DIE LEHRE DER AKUPUNKTUR, einer in der Han-Dynastie (206 v. Chr. – 220 n. Chr.) niedergeschriebenen, ca. 5.000 Jahre alten vorwissenschaftlichen traditionellen chinesischen Therapiemethode, beruht auf der Annahme einer lebendigen Energie *(Chi)*, welche durch die 12 Organe und auf Energiebahnen (Meridiane) des Menschen und der Tiere kreist. Für 2 Stunden pro Tag ist diese Energie in jedem Organ maximal anwesend (Organmaximalzeit) und kann durch Einstechen goldener (*Yang*) und silberner (*Yin*) Nadeln in bestimmte Hautpunkte, welche auf den Meridianen liegen, beeinflusst werden.

Gemäß der *Yin-Yang*-Lehre ordnen sich die 12 Organe des Menschen in zwei Gruppen: Tag- oder *Yang*-Organe (rot gekennzeichnet) = Dünndarm, Blase, 3-facher Erwärmer (= Hormondrüsensystem), Gallenblase, Dickdarm und Magen sowie Nacht- oder *Yin*-Organe (blau gekennzeichnet) = Herz, Niere, Kreislauf, Leber, Lunge, Milz-Pankreas. Beobachtet man nun, zu welchen Tageszeiten (stets ist die Normalzeit gültig!) körperliche Beschwerden auftreten, und schaut dann auf die Organuhr, so lässt sich die entsprechende Funktionsstörung ablesen. Menschen, welche z. B. zwischen 1 und 3 Uhr nachts aufwachen und während dieser Zeit auch nicht mehr einschlafen können, haben eine energetische Leberfunktionsstörung. Der Asthmatiker hingegen sitzt bevorzugt nachts zwischen 3 und 5 Uhr auf der Bettkante und ringt nach Luft; dies entspricht der Maximalzeit der Lunge.

ZUR VERSORGUNG ENTZÜNDETER ZELLEN wie auch zur Beseitigung anfallender Gift- und Schlackenstoffe sendet ein reaktionsfähiger Organismus vermehrt Energie zu den Orten des Herdgeschehens. Ist ein rascher Energieaustausch nicht mehr möglich (geschwächter Organismus), so kommt es zu einer Stauung im betreffenden Meridian. Die Energie fließt normalerweise im Uhrzeigersinn (I–XII–I): Mutter-Sohn-Kreis. Kann der erkrankte »Sohn« die Zweistunden-Energie von der »Mutter« nicht annehmen, so kann auch ein gesunder Meridian sich stauen. Folge davon ist eine Zweit-Erkrankung oder Folge-Erkrankung (Energieabfluss über einen Ko-Kreis von *Yang* zu *Yin* möglich – in der Abbildung nicht dargestellt).

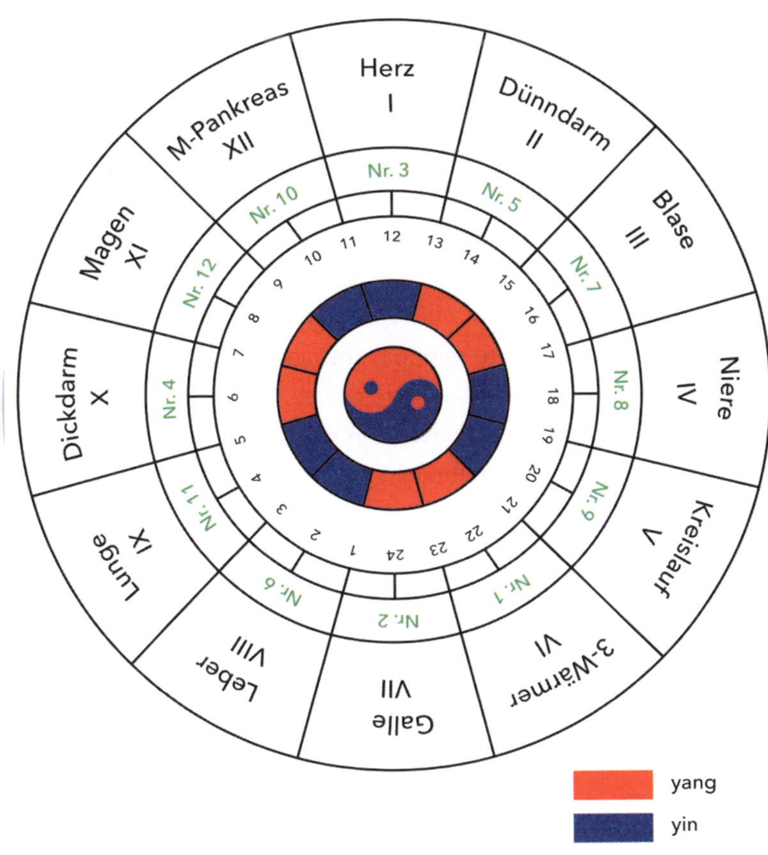

AUCH IN UNSERER WESTLICHEN MEDIZIN kennen wir solche Zweit- oder gar Dritt-Erkrankungen, nur muss man der Traditionellen Chinesischen Medizin (TCM) zugutehalten, dass sie zum Verständnis der Krankheits-Ursache-Folge-Wirkung ein präzises Schema entwickelt hat: die *Organuhr*. Ob nun mit den Akupunkturnadeln die »Störung« behoben wird oder wir uns einer anderen Methode bedienen, um einen harmonischen Energiefluss wieder herzustellen, ist uns freigestellt.

Durch Erkenntnis der Organmaximalzeiten und die Kenntnis der 12 SCHÜSSLER'schen Mineralsalze können wir ebenso erfolgreich das *Chi* wieder fließen lassen. In der Organuhrabbildung habe ich den Meridianen mit ihren Organmaximalzeiten das entsprechende SCHÜSSLER-Salz (grün) gegenübergestellt. Therapeuten, welche die Kinesiologie, ein auf den amerikanischen Chiropraktiker GEORGE GOODHEART (1918–2008) zurückgehendes diagnostisches und therapeutisches Verfahren, anwenden, wird empfohlen, das infrage kommende SCHÜSSLER-Salz zuvor im Muskeltest zu prüfen.

Nachstehend folgen die Beschreibungen der biochemischen Mineralsalze – der Mittelbilder.

DIE MITTEL
UND IHRE ANWENDUNG

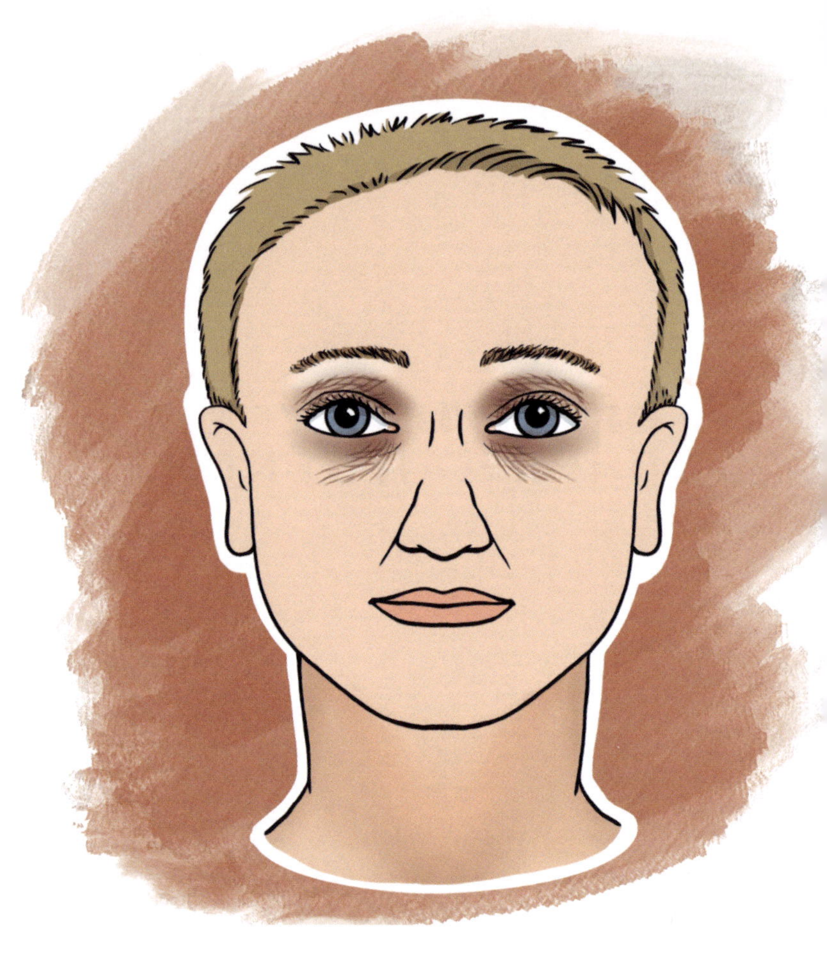

NR. 1 | CALCIUM FLUORATUM D12

NR. 1 | CALCIUM FLUORATUM D12

FLUORKALZIUM – FLUSSSPAT CaF_2

ES FINDET SICH IM MENSCHLICHEN Organismus in den Zellen der Oberhaut, im Zahnschmelz, in der Knochenoberfläche sowie in allen elastischen Fasern. 2 Wirkungsrichtungen sind auffallend: Alles, was verhärtet ist, wird durch die Nr. 1 weich, was zu schlaff ist, bekommt seine natürliche Spannkraft zurück. Auffallend sind rissige Hände, ebenso übermäßige Hornhautbildung an Händen und Füßen.

ANTLITZ: Im inneren Augenwinkel fallen feine Würfelfalten oder fächerartige Hautfältchen auf bräunlich-rötlich-schwärzlichem Grund auf (Längs- und Querfalten). Würfelfalten können sich über das gesamte obere Augenlid erstrecken. Vereinzelt finden sich Schuppen im Gesicht, Firnisglanz.

ZUNGE: Rissig, borkig, trocken, braun.

DD: Durch Wärme Besserung der Beschwerden; Ruhe, feuchtes Wetter und Kälte verschlimmern.

CAVE: KEINE SALBE AUF OFFENE WUNDEN.

ANWENDUNG

TABLETTEN: Unbegründete Furcht, unruhiger und unerquicklicher Schlaf, Sehkraft vermindert, grauer Star des älteren Menschen (Linsentrübung), Schwerhörigkeit im Alter, Gewebs- und Drüsenverhärtungen, derber, harter Kropf, rissige Zunge, Knochen- und Zahnerkrankungen (u. a. Karies), Zahnfleisch sehr empfindlich, Auflagerung an Knochen (z. B. Überbein, Fersensporn), Bandscheibenschäden, Gelenkbeschwerden, Empfindlichkeit gegen feuchtes, nebliges Wetter, Belastungsschmerzen in Hüfte und Knie, Rachitis, Schlottergelenke, Elastizitätsminderung von Blutgefäßen (Arterienverkalkung, Hämorrhoiden, Krampfadern), Organsenkungen, Empfindlichkeit der Knochenhaut, harte Warzen, Plattfuß. Der Bindegewebsschwächling.

SALBE: Risse und Schrunden der Haut, Hornhautbildung, Neigung zu Nabel- und Leistenbruch usw., Narbenwülste, Schmerz im rechten Oberbauch, Magenerweiterung, Verhärtungen von Lymphknoten, Brustdrüsenknoten, Hämorrhoiden, Mastdarmvorfall, Afterfissuren, Afterjucken, Krampfadern, Nagelverwachsungen, Nagelfalzeiterungen.

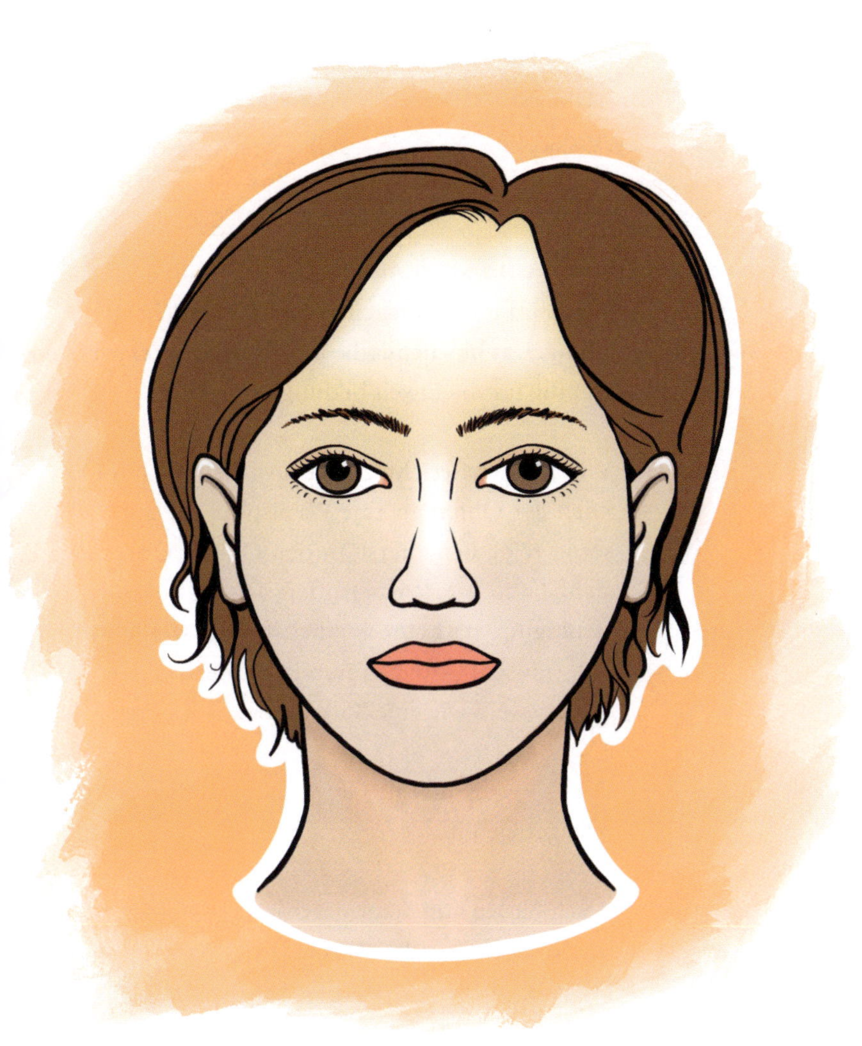

NR. 2 CALCIUM PHOSPHORICUM D6

NR. 2 | CALCIUM PHOSPHORICUM D6

PHOSPHORSAURER KALK – CALCIUM-PHOSPHAT $CaHPO_4 \times 2\ H_2O_2$

IN ALLEN KÖRPER- UND KNOCHENZELLEN vorkommend (häufigstes Mineralsalz im menschlichen Organismus). Wichtig für die Zellneubildung. Das biochemische Kräftigungsmittel par excellence. Notwendig für die Eiweißbildung.

ANTLITZ: Wächsernes Gesicht, erinnert vornehmlich im Bereich der Ohren an eine Wachspuppe. Das Wächserne zeigt sich zuerst an den Ohren. Obere Gesichtshälfte stärker betroffen. Durch körperliche Betätigung tritt eine gelblich-rötlich weiße Farbe auf (täuscht – daher nur in Ruhe beurteilen!). Käsig, »weiß wie eine Kalkwand«.

ZUNGE: Dick – weiß belegt, Geschmack süßlich, selten: pelziges Gefühl.

DD: Beschwerden durch warmes trockenes Wetter besser, durch feuchtes kaltes Wetter, in Ruhe und nachts verschlimmert.

ANWENDUNG

TABLETTEN: Störung der Knochenhaut- und Zahnbildung (Rachitis). Knochen brechen leicht. Schlechte Heilung bei Knochenbrüchen, gestörte Blutbildung (Blutarmut), Milchallergie wie auch Allergien aller Art, Kopfekzeme und Ausschlag, rasche Ermüdung, Menstruationsbeschwerden, in der Schwangerschaft Rekonvaleszenz, Schulkopfschmerz, Nervosität, Verlangen nach pikanten Speisen (Geräuchertem), unangenehmer Mundgeruch am Morgen, chronisch vergrößerte Mandeln, Infektanfälligkeiten aller Art, Lungenerkrankungen, Wetterempfindlichkeit, Gewebeschaden nach Erkrankung, nächtliche Wadenkrämpfe ohne vorherige Anstrengung, Schwere der Glieder, Kribbeln, Einschlafen der Extremitäten, krankhafte Schweißneigung, Eiweiß im Urin.

SALBE: Verzögerte Knochenheilung, Kapsel- und Bänderschwäche (bes. Knie), Gelenkergüsse (eiweißhaltig), Schleimbeutelentzündung, bei Knick-, Senk- und Spreizfüßen (Cave: Nr. 1 macht straff und elastisch [Schlottergelenk], Nr. 2 macht stark und fest), Knochenschmerzen bei Wetterwechsel, Rücken- und Kreuzschwäche. Bei lernerschöpften Schülern Salbe zwischen Schulterblättern einmassieren, ebenso bei zu schnell gewachsenen Kindern. Lymphdrüsenschwellung, eitrige Hautausschläge, juckende Hämorrhoiden.

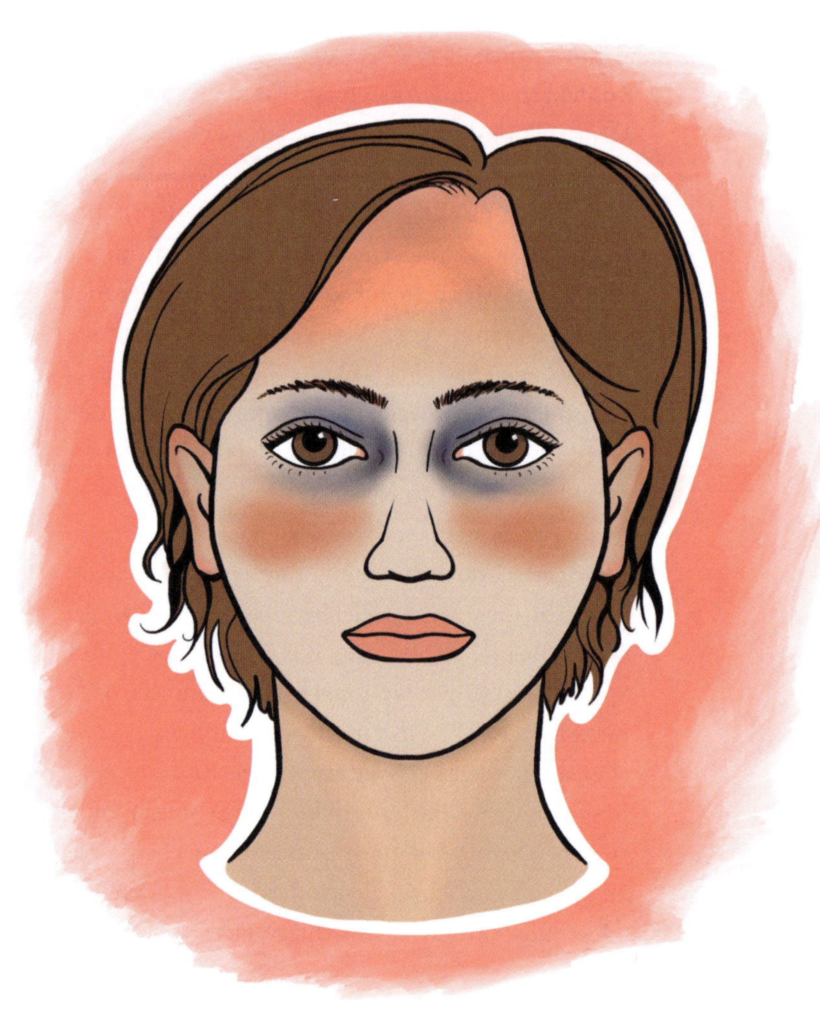

NR. 3 FERRUM PHOSPHORICUM D12

NR. 3 | FERRUM PHOSPHORICUM D6

PHOSPHORSAURES EISEN – EISEN-PHOSPHAT Fe(PO$_4$) x 8 H_2O

IM BLUT (BESTANDTEIL DES HÄMOGLOBINS), in allen Körperzellen, besonders in den Muskelzellen, findet sich Eisen. Bei Eisenmangel kommt es zu Blutstauung und Gewebsentzündung. Fehlt Eisen in der Darmmuskulatur, entsteht Durchfall, fehlt Eisen in der Darmwand, so resultiert daraus eine Stuhlträgheit. Wichtig für Abwehr- und Entgiftungsvorgänge im Organismus. *Hauptmittel für das 1. Entzündungsstadium (trockener Schwellungscharakter ohne Sekretion).*

ANTLITZ: Hohläugiges Aussehen (tritt nicht selten plötzlich auf), oft mit Schatten in den Augenhöhlen. Am inneren Augenwinkel streifenförmige bläulich-schwärzliche Verschattung, welche sich schmaler werdend zum äußeren Augenwinkel hinzieht, zeigt den chronischen Eisenmangel an. Akut: entzündliches Fieber (1. Stadium), Fieberröte zuerst auf der Stirn, dann an den Wangen (Patient gibt oft ein Gefühl des Brennens mit an), erhöhte Temperatur. Ferrum-Röte (hitzige Röte) tritt besonders nach körperlicher Anstrengung oder durch Kälteeinwirkung auf. In die Abbildung wurden sowohl der akute als auch der chronische Zustand eingezeichnet.

ZUNGE: Rein.

DD: Nachts verschlimmern sich alle Beschwerden, ebenso durch Wärme, Berührung und Bewegung. Linderung der Beschwerden durch Ruhe und Kühle.

ANWENDUNG

TABLETTEN: Frische Wunden, Quetschungen, Verstauchungen und Blutungen. Plötzlich auftretende entzündliche und fieberhafte Prozesse, Kinderkrankheiten. Körperliche Überanstrengung, akute Magenbeschwerden mit oder ohne Erbrechen, Durchfälle im Sommer, rheumatische Erkrankungen mit Durchblutungsstörungen, Schmerzen.

SALBE: Blaue Flecken bei geringstem Anstoßen, Blutergüsse, häufiges Herzklopfen schon bei geringster Anstrengung (über der Herzgegend in die Brust einreiben), jede nicht lymphatische Entzündung der Haut (ob brennend, juckend, heiß oder trocken), nesselsuchtartige Hautausschläge, Prellung, Schwellung, Zerrung, Sonnenbrand oder andere Verbrennungen (1. Grad), Frostbeulen, Krampfaderschmerzen. Salbenmassage bei kalten Füßen.

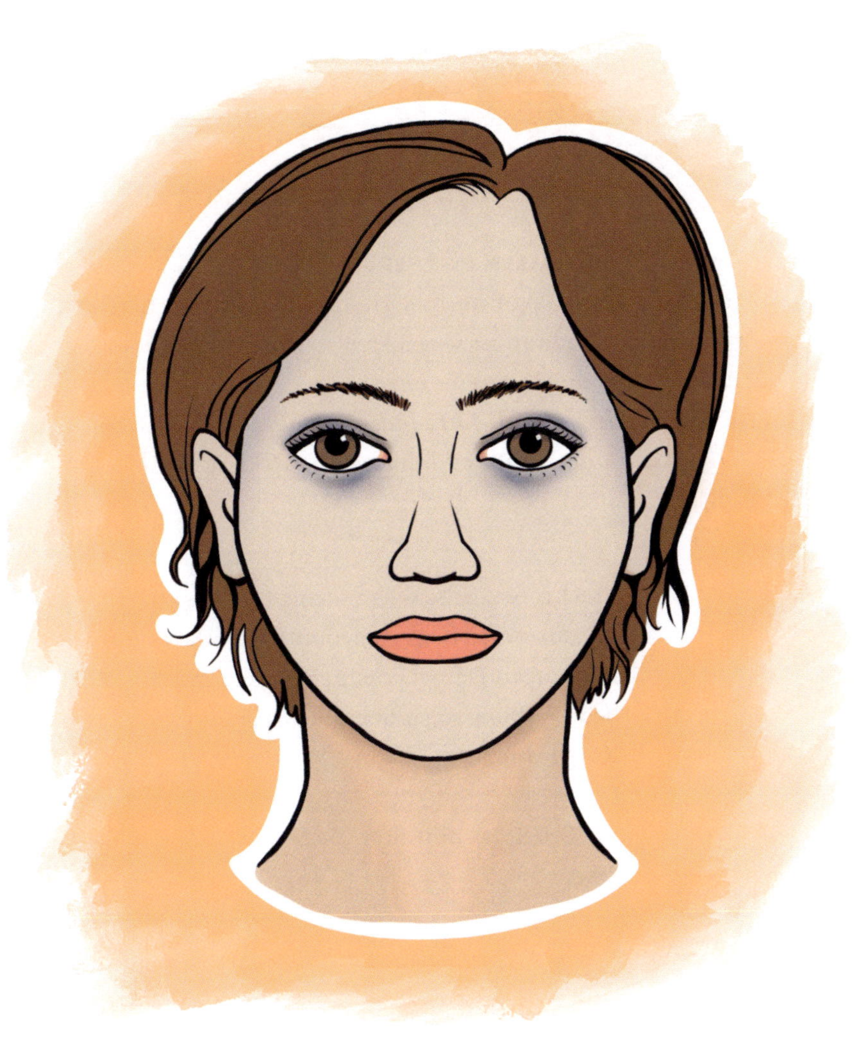

NR. 4 KALIUM CHLORATUM D6

NR. 4 | KALIUM CHLORATUM D6

KALIUM MURIATICUM – CHLORKALIUM – KALIUMCHLORID KCl

KOMMT IN FAST ALLEN KÖRPERZELLEN VOR und dient dort zur Aktivierung des Stoffwechsels: Kohlenhydratverwertung und Eiweißaufbau. Kalium ist Gegenspieler von Calcium und Natrium. Hemmt die Blutgerinnung.

Hauptmittel des 2. Entzündungsstadiums (mit weißen, weißgrauen oder weiß-schleimigen zähflüssigen Absonderungen).

ANTLITZ: Milchig bläuliche oder milchig rötliche Verfärbung oft nur isoliert am Augenunterlid, Alabasterhaut. Bei jungen Damen zieht sich diese milchig bläuliche Färbung sogar über die Arme und den ganzen Körper hin.

ZUNGE: Weiß belegt, mitunter auch dick weiß-gelblich-grau.

DD: Bewegung verschlimmert, ebenso gewürzte und fette Kost. Wärme bessert die Beschwerden.

ANWENDUNG

TABLETTEN: Katarrhe verschiedener Organe und Schleimhäute mit weißen, weiß-grauen oder weiß-schleimigen zähflüssigen fibrinösen Absonderungen, Stockschnupfen, Mandelentzündung, Masern, Ziegenpeter, Heiserkeit, Keuchhusten, Lungen- und Rippenfellentzündung, Bronchitis mit zähem Faden ziehendem Schleim, Mittelohrkatarrh, Schwerhörigkeit oder Taubheit aufgrund einer chronischen Entzündung des Gehörganges, Augenentzündungen, trockene Hautausschläge, Warzen (Nr. 4 innerlich und äußerlich anwenden), Sehnenscheidenentzündungen, Schwellung der Gelenke, chronische Gelenkleiden, Rheumatismus, Schmerzen nur bei Bewegung oder durch Bewegung verschlimmert, Gicht, chronische Blasen- und Nierenentzündungen, chronische Blinddarmreizung, Blut dick, schwarz, zäh, Hämorrhoidalblutung, krankhafter Hunger (Heißhunger), durch Wassertrinken gebessert, Frostbeulen, Impffolgen.

SALBE: Verschorfende Wunden, trockene Hautkrankheiten mit mehlartigen Schuppen, Warzen an Händen, herpesartige Ausschläge mit entzündlichen Bläschen, Schleimbeutelentzündung, Rippenfellentzündung, Muskelrheuma, Blutergüsse (Farbänderung von blau nach grünlich-gelb), Hühneraugen, Venenentzündungen sowie alle Verletzungen, Prellungen, Schwellungen, nachdem das 1. Entzündungsstadium durchlaufen ist.

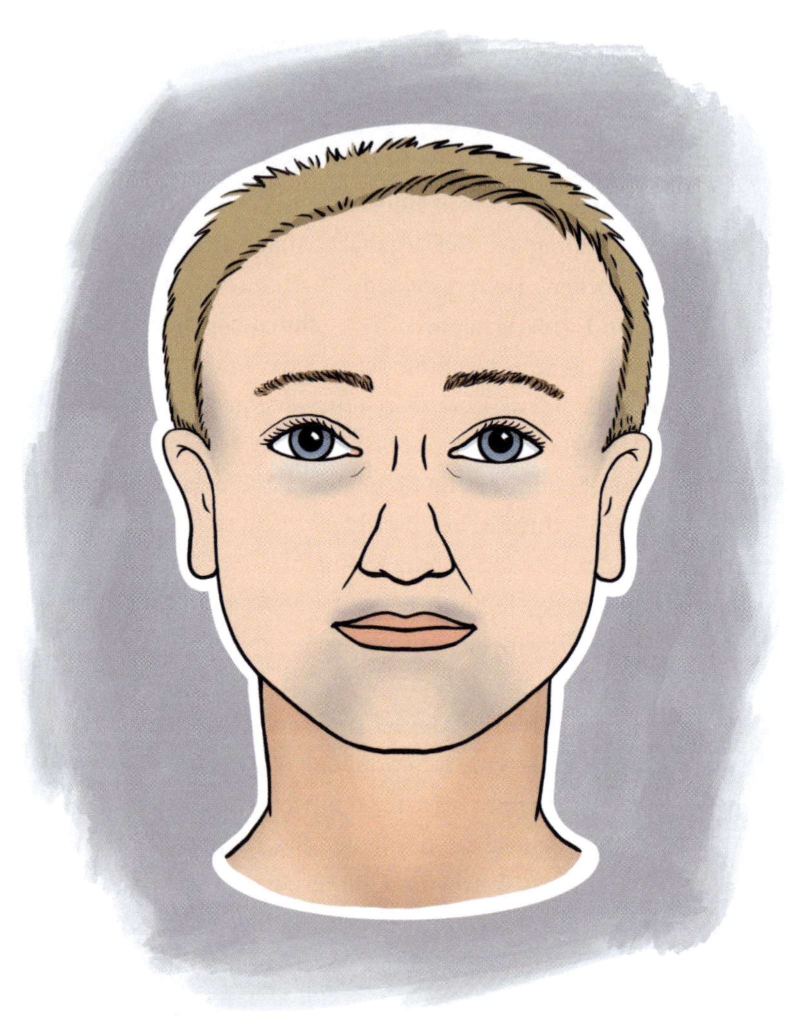

NR. 5 KALIUM PHOSPHORICUM D6

NR. 5 | KALIUM PHOSPHORICUM D6

PHOSPHORSAURES KALIUM – KALIUM – KALIUMHYDROGENPHOSPHAT – KALIUMCHLORID KH_2PO_4

IN DEN ZELLEN DES GEHIRNS, der Nerven, in den Muskelzellen wie auch in den roten Blutkörperchen und in den Blut- und Gewebsflüssigkeiten ist dieses bedeutendste anorganische Lebenssalz anzutreffen. Mangelt es an ihm, so sind körperliche,seelische und geistige Fähigkeiten herabgesetzt. Eine gedrückte, niedergeschlagene Stimmung macht sich breit, oft verbunden mit Angst, Trauer und Gedächtnisschwäche, Schlaflosigkeit und Erschöpfungszuständen von Körper und Geist, die in einer Herzschwäche und/oder Muskelschwäche mit Lähmungsgefühlen gipfelt.

CAVE: NICHT BEI TUBERKULOSE ANWENDEN!

ANTLITZ: Aschgraue, fahle Verfärbung, die sich vornehmlich am Kinn und an den Schläfen zeigt. Untere Augenlider blass, fahl, aschgrau! Schmutziger, ungewaschener Eindruck.
Chronisch: eingefallene Schläfen.

ZUNGE: Senffarben belegt, stinkend, trocken.

DD: Anstrengung, Essen, Kälte verschlimmern die Beschwerden, schlimmer morgens. Wärme und mäßige Bewegung bessern.

ANWENDUNG

TABLETTEN: Nervosität, Erschöpfung, Depressionen, Melancholie, Hysterie, Unlust zu geistiger Tätigkeit (Schüler!), Gedächtnisschwäche, nervöse Schlaflosigkeit, Kreuzschmerzen, Muskelschwäche, nervöse Herzbeschwerden, zur Unterstützung der Behandlung organischer Herzleiden, Angstgefühle mit Herzklopfen, bei Lähmungen, Blutverlust, Kräfteverfall bei Infektionskrankheiten (»inneres Antibiotikum«), chronische Zustände mit fauligen, übel riechenden Absonderungen, Zellzerfall.

SALBE: Stärkt Herzmuskel, beruhigt Herznerven, entspannt Herzkranzgefäße, baut dadurch evtl. Herzrhythmusstörungen ab, nervöses Herzklopfen, Herzstechen (Salbe mehrmals täglich auf der Brust über der Herzgegend einreiben). Schlecht heilende, oft infizierte Wunden (Salbe nur am Wundrand auftragen, Wunde mit getränktem Mull täglich mehrmals abtupfen), Wadenkrämpfe, Venenkrampf, Nervenschmerzen, Lähmungserscheinungen nach Schlaganfall, Diphtherie und Kinderlähmung. Bei Haarausfall am Kopf, an Augenbrauen oder Bart nachts Salbenläppchen auflegen.

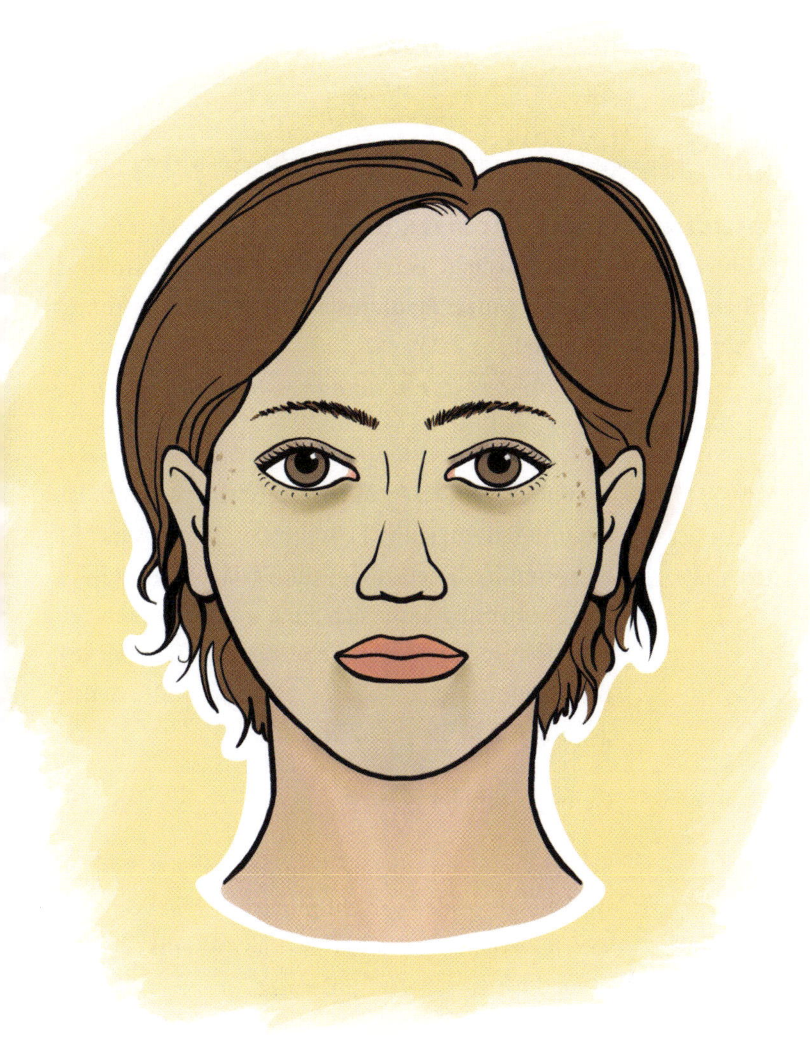

NR. 6 KALIUM SULFURICUM D6

NR. 6 | KALIUM SULFURICUM D6

SCHWEFELSAURES KALIUM – KALIUMSULFAT K_2SO_4

MEIST ZUSAMMEN MIT EISEN befindet es sich in den Oberhautzellen und den Muskeln. Fehlt es, kommt es zur Abstoßung dieser Oberhaut oder ganzer Hautareale. Das große Entgiftungsmittel der Biochemie!

Hauptmittel für das 3. Entzündungsstadium (mit gelbschleimiger Absonderung).

ANTLITZ: Bräunlich-gelb bis braungelb verfärbt, vornehmlich am unteren Augenlid. Falls nur das untere Augenlid betroffen ist, so erscheint die Verfärbung dunkler. Die Verfärbung kann sich auch nur in Flecken zeigen (Sommersprossen, Leberflecke, Altersflecke). Im Vergleich dazu Nr. 10 Natrium sulfuricum: grünlich-gelb bis grüngelb.

ZUNGE: Gelblich-schleimig.

DD: Traurige und ängstliche Stimmung beherrschen das Bild. Beschwerden verschlimmern sich in geschlossenen, warmen Räumen und am Abend. Frische kühle Luft verschafft Linderung.

ANWENDUNG

TABLETTEN: Schnupfen, gelber schleimiger Fließschnupfen, Katarrh, chronisch eitrige Schleimhautkatarrhe von Ohr, Hals, Bronchien, Bindehaut der Augen u. a.,

Ohrfluss, Magen-Darm-Katarrh, Entzündung von Leber und Nieren, Hautjucken, rheumatischer Gelenkschmerz; fördert alle Entgiftungs- und Ausscheidungsvorgänge, auch die Abschuppung nach Masern und Scharlach.

SALBE: Unreine, eitrige Haut (Pickel), Hautjucken, Bläschenausschlag, knötchenartige Hautausschläge, Lidrandentzündung, eitrig, verstockter Schnupfen, Eiterungen in Nasenneben-, Stirn- und Kieferhöhlen mit oder ohne Ohrenbeteiligung (Salbe über die Nasenschleimhäute einmassieren, damit lösen sich die Verhärtungen, alles kann abfließen und ausheilen). Bei chronischen Erkrankungen das Mittel zur Leberentgiftung (Salbe unter dem rechten Rippenbogen einmassieren oder Salbenauflage über Nacht). Rheumaartige Nacken-, Rücken- und Gliederschmerzen. Bei Hauteiterungen, Abszessen, eiternden Wunden (Salbe nur am Wundrand auftragen, Wunde mit getränktem Mull täglich mehrmals abtupfen). Verbrennungen 2. Grades, bei Hauteiterung, auch wenn die Haut immer wieder aufbricht (z. B. bei Neurodermitis/Schuppenflechte).

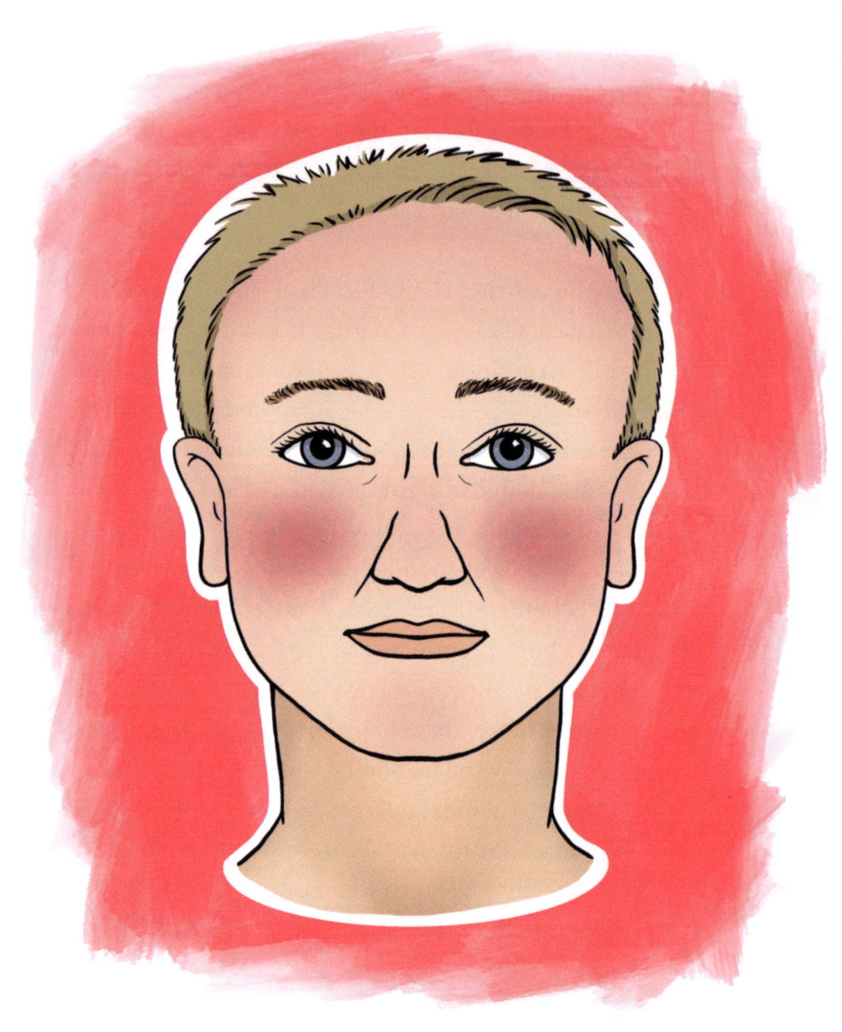

NR. 7 MAGNESIUM PHOSPHORICUM D

NR.7 | MAGNESIUM PHOSPHORICUM D6

PHOSPHORSAURES MAGNESIUM – MAGNESIUMPHOSPHAT – $MgHPO_4 \times 3\ H_2O$

DEN UMFANGREICHSTEN WIRKUNGSBEREICH aller Mittel hat Magnesium phosphoricum. Man findet es in den Muskeln und Blutkörperchen, in Nerven, Gehirn und Rückenmark, in Leber und Schilddrüse, in Knochen und Zähnen. Fehlt es, so treten Krämpfe aller Art auf, z. B. Herz-, Magen-, Blasen- oder Wadenkrämpfe usw. Damit in Verbindung treten oftmals blitzartig schießende, wandernde und den Ort wechselnde Schmerzen auf.

ANTLITZ: Typisch ist eine Magnesia-Röte, die sich durch einen 2-Euro-Stück-großen hellroten (karmesinroten) Fleck auf den Wangen links und rechts neben den Nasenflügeln zeigt. Es ist die hellste Röte, die der Antlitzdiagnostiker im Gesicht findet. Oft tritt sie auch bei Scham oder durch Verlegenheit auf (Lampenfieberröte).

ZUNGE: Rein.

DD: Wärme und Gegendruck, Zusammenkrümmen und Reiben bessern die Beschwerden; Kälte und Berührung verschlimmern sie.

ANWENDUNG

TABLETTEN: Das biochemische Schmerz- und Krampfmittel! Magen-, Leib-, Gallen- und Nierenkoliken, Menstruationsbeschwerden, Engegefühl der Herzgegend (Erkrankung der Herzkranzgefäße), Schlaflosigkeit, Migräneanfälle, Zahnungsschwierigkeiten und Krampfhusten kleiner Kinder, nächtliches Bettnässen, Leibschmerzen mit Durchfall, Ischialgie (Hexenschuss), Zahnschmerzen, Adernverkalkung, Hämorrhoidalbeschwerden. Bei Menschen, auf welche die Beschreibung von Nr. 7 passt, kann es auch den Cholesterinspiegel senken.

SALBE: Nervenschmerzen mit bohrendem oder reißendem, schießendem, stechendem, krampfartigem Charakter. Nächtliche Schmerzen im Arm, im Gesicht, im Kopf (Neuralgie/Migräne – vom Nacken hochsteigend über den Kopf ziehend), Ischiasschmerzen, Durchblutungsstörungen durch Gefäßkrämpfe, Leibkrämpfe (großflächig Bauch mit Salbe einmassieren), Gesichtszucken, Tics, Lidzucken, nervöses Hautjucken (vor allem im Alter), Schuppenflechte (unterstützend).

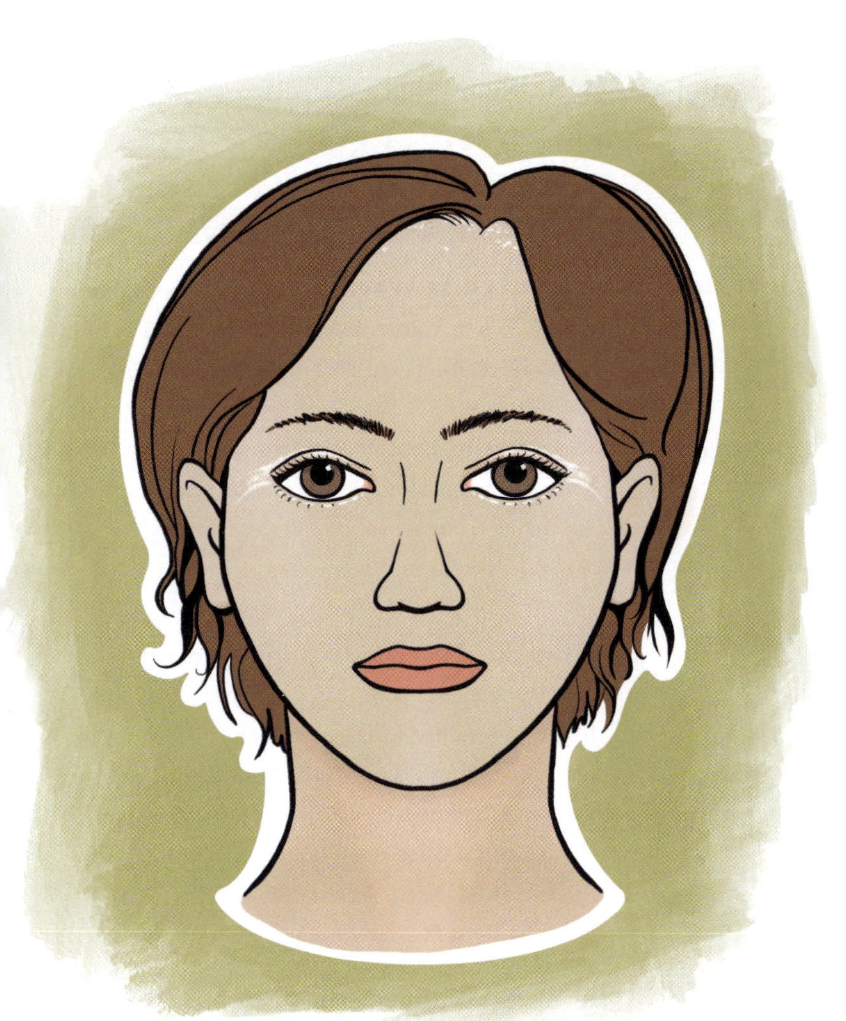

NR. 8 NATRIUM CHLORATUM D6

NR. 8 | NATRIUM CHLORATUM D6

NATRIUM MURIATICUM – CHLORNATRIUM – NATRIUMCHLORID – KOCHSALZ – NaCl

ES FINDET SICH IN ALLEN GEWEBEN und Körperflüssigkeiten. Die Neubildung von Zellen und roten Blutkörperchen gelingt ohne Kochsalz nicht. Es reguliert außerdem die Wasseraufnahme der Zelle. Kältegefühle längs des Rückgrates, Hinfälligkeit, kalte Hände und Füße, rissige Lippen und Augenringe zeigen Störungen im Wasserhaushalt an. Biologisch betrachtet, ist es absolut lebenswichtig (essenziell), vornehmlich bei der Gewährleistung der Erregbarkeit von Muskeln und Nerven.

ANTLITZ: Das Gesicht, aber auch das Körpergewebe erscheinen gedunsen, schwammig und aufgeschwemmt. Schmierig-feuchte Lidränder. Gelatine-Glanz der Haut bei offenen Poren. Nach Sonneneinfluss treten punktartige Ausschwitzungen auf. Am Unterlid zeigt sich beim Blick nach oben ein schmierig wirkender Hautstreifen. Nicht selten tritt im Kopfhaarbereich ein Haarschinn auf.

ZUNGE: Rein, mit Schleimstraßen und Bläschen.

DD: Morgens und in den Vormittagsstunden sowie gegen 18 Uhr Verschlimmerung, ebenso durch feucht-kühles Wetter, Hitze, Sprechen und geistige Anstrengung. Viel Durst, Verlangen nach Gesalzenem. Trockene, warme oder auch frische, kühle Luft bessert, ebenso kaltes Baden. Bei nüchternem Magen und Druck auf den Rücken besser (z. B. ein Kissen in das Kreuz).

ANWENDUNG

TABLETTEN: Abmagerung, Appetitlosigkeit, Bleichsucht, Blutarmut, wässriger Nasenkatarrh (Schleimhautkatarrh mit wässriger Absonderung), Bläschenausschlag an den Lippen (Herpes), Tränen- und Speichelfluss, Magen-Darm-Katarrh mit wässrigem Durchfall, schlaffe Verstopfung, Milchmangel der Wöchnerinnen, nässende Hautausschläge, Kopfschmerzen, Migräne, Nerven- und Antriebsschwäche, rheumatische Beschwerden.

SALBE: Nässende Ekzeme, Akne, Mitesser, aufgesprungene Lippen (meist Riss in der Unterlippenmitte), Mundwinkeleinrisse, Bläschen an den Lippen (Herpes), Afterfissuren, Wundsein kleiner Kinder, Nagelfalzeiterungen, Brandwunden, Hautpilzerkrankungen, Insektenstiche und deren Folgen, wundmachende Schweiße an Händen und Achsel, trockene weiße Haut, gespannte Wassersäckchen und Aufgedunsenheit, Wundliegen (Dekubitus), Einrisse an den Brustwarzen. Salbenverbände um teigige Ergüsse an Gelenken, aber auch bei Rippenfellentzündung.

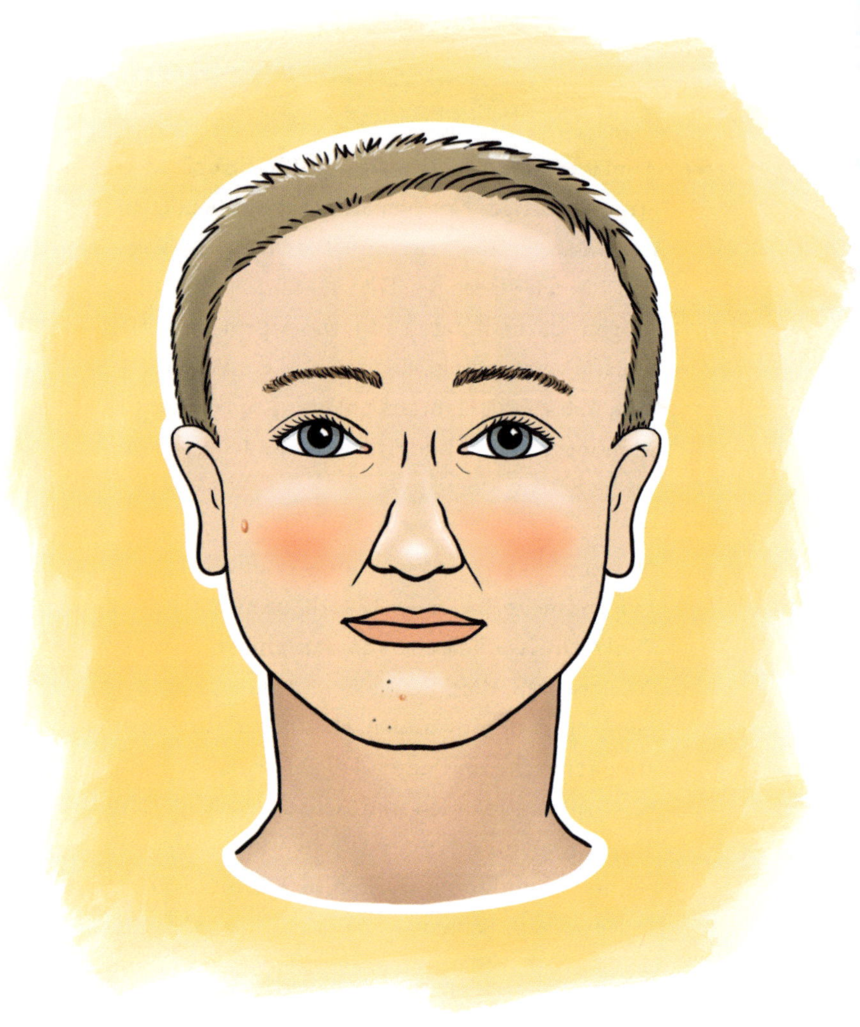

NR. 9 NATRIUM PHOSPHORICUM D6

NR. 9 | NATRIUM PHOSPHORICUM D6

PHOSPHORSAURES NATRIUM – NATRIUMPHOSPHAT – NATRIUMMONOHYDROGENPHOSPHAT – $Na_2HPO_4 \times 12\ H_2O$

DIE BLUTKÖRPERCHEN, die Nerven- und Gehirnzellen, die Muskeln sowie die Gewebeflüssigkeit haben als Bestandteil Natrium phosphoricum. SCHÜSSLER maß diesem Mineralsalz große Bedeutung zu: wichtige Funktion im Kohlensäureaustausch des Blutes und im Kohlenhydratstoffwechsel bei der Muskelarbeit (Milchsäure), bei der Fettsäureverseifung nach Fettgenuss. Ebenso hält es die Harnsäure in Lösung, sodass sie gut über die Nieren ausgeschieden werden kann.

ANTLITZ: Speckiger Glanz, hauptsächlich an den Nasenflügeln, oftmals mit fettigen Ausschwitzungen (fettige Brillengläser!) und Mitessern. Hängende Fettbacken, abwaschbar, rahmartige oder honiggelbe Absonderungen der Hautdrüsen. Nicht selten beobachtet man eine rote Verfärbung, die als eine entzündliche, glänzende oder fettige Röte in Erscheinung tritt. Rotes Mittelgesicht (»Säuremaske«), fettige Haare.

ZUNGE: Weißlich-gelb belegt, feucht.

DD: Wärme und warme Bekleidung bessern. Bewegung und feucht-kaltes Wetter, Witterungswechsel, kalte Waschungen sowie fette, schwere, süße Speisen verschlimmern die Beschwerden.

ANWENDUNG

TABLETTEN: Gallenblasen-, Blasen- und Nierenentzündung, Gallenblasen-, Blasen- und Nierensteine, Beschwerden nach zu viel fettiger Nahrung, akute und chronische Krankheiten (vor allem bei Kindern), Ischias, Gicht und Rheuma beim älteren Menschen, Magenschleimhautentzündung, Sodbrennen, saures Erbrechen, Gärungsstühle, Mandel- und Rachenentzündungen, Bindehautentzündung, Gelbsucht, honiggelbe, saure Ausscheidungen.

SALBE: Fettige großporige Haut, viele Pickel und Mitesser (Talgpfropfen), honiggelbe verkrustete Ausscheidungen von Geschwüren, Milchschorf, eiternde Wunden; Furunkulose, bläschen- und pustelförmige Hautausschläge, Hornhautbildung an den Fußsohlen, oftmals zusammen mit sauren Schweißfüßen (in Verbindung mit 1 und 11), Lymphdrüsenschwellungen, weiche Knotenbildung in drüsenreichen Gegenden (z. B. Achsel, Brust, Leisten), Leberbeschwerden (zur Massage der Leber) und bei Gelenkschmerzen.

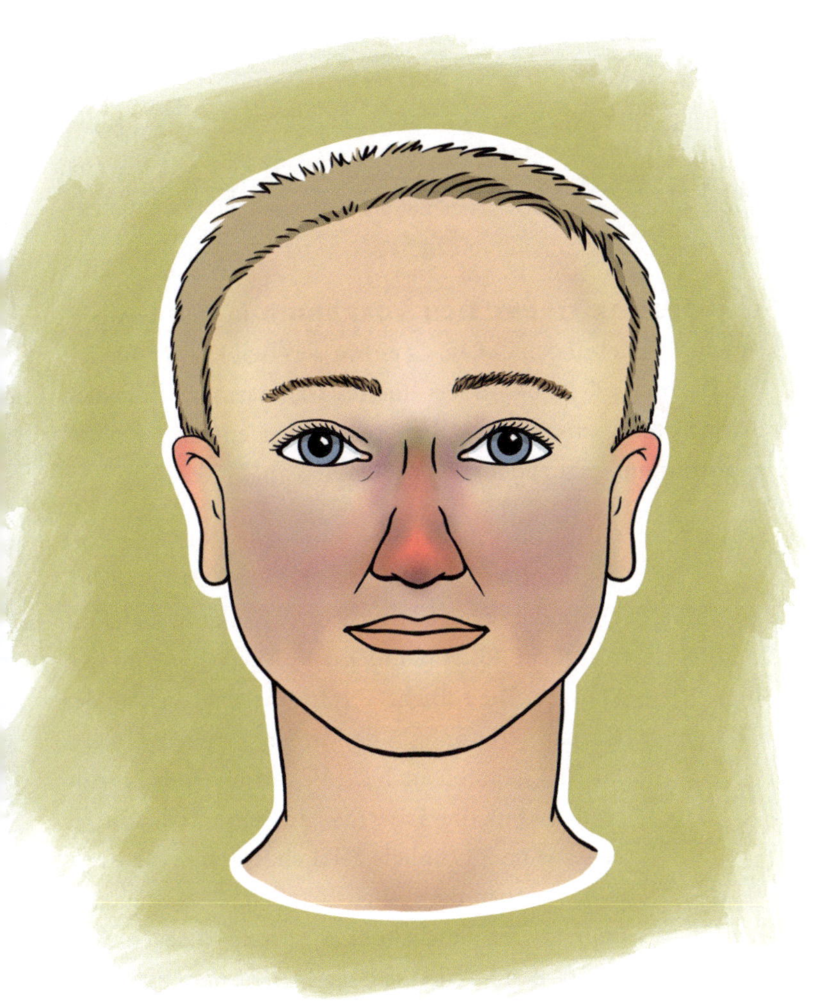

NR. 10 NATRIUM SULFURICUM D6

NR. 10 | NATRIUM SULFURICUM D6

SCHWEFELSAURES NATRIUM – NATRIUMSULFAT – GLAUBERSALZ – SAL MIRACULUM – $Na_2SO_4 \times 10\ H_2O$

GLAUBERSALZ FINDET SICH VORRANGIG in den Gewebesäften, weniger in den Zellen. Es entwässert den Körper, fördert die Darmtätigkeit (besonders die des Dickdarmes), hilft dem Körper Stoffwechselschlacken auszuscheiden, entgiftet den Organismus und regt zudem den Gallenfluss an.

ANTLITZ: Grünlich-gelbe oder entzündliche Röte. Die Röte erscheint oberflächlich, ist eher matt und glanzlos. Oft findet sich eine rote Nase (»Trinkernase«). Entzündliche Röte, bläulich-rote Verfärbung an den Wangen. Die rötliche Verfärbung zeigt sich an der Nasenwurzel und an den inneren Augenwinkeln. Hierher gehören auch die Verfärbungen bei Frostbeulen und die Froströte am Ohrrand. Merke: Nasenwurzel grünlich-gelblich, Nasenrücken rötlich, Nasenspitze rötlich-bläulich. Dies zeigt sich beim akuten Geschehen. Im chronisch degenerativen Zustand finden sich dagegen oftmals nur abgeschwächte Antlitzzeichen (Überlagerungen!).

ZUNGE: Schmutzig bräunlich-grünlich belegt, bitterer Geschmack.

DD: Reizbare, gleichgültige und niedergeschlagene Menschen, die ständig frostig sind und auch im Bett nicht richtig warm werden. Schlimmer gegen

Morgen, bei feuchtem, nebligem Wetter und in feuchter Umgebung (Wohnung) – Periodizität beobachtbar. Gelb-grünliche, wässrige Absonderungen. Trockenes Wetter, Druck und Lagewechsel bessern.

ANWENDUNG

TABLETTEN: Schnupfen, Grippe, anwendbar bei Erkrankungen der Ausscheidungsorgane (Leber, Galle, Bauchspeicheldrüse, Nieren, Blase, Darm). Verstopfung, Durchfall, Hautausschläge, alte Wunden, Unterschenkelgeschwüre, Ödeme, Rheuma, Nierengrieß, Schäden nach Über- und Fehlernährung, Alkoholmissbrauch.

SALBE Flechten (nässend), Unterschenkelgeschwüre (Salbe nur am Wundrand auftragen, Wunde mit getränktem Mull täglich mehrmals abtupfen), Ödeme, eitrige Hautausschläge, Hautpflegemittel bei Gelbsucht und Grippe, Hühneraugen, (aufgebrochene) Frostbeulen (Salbenläppchen), zur unterstützenden Behandlung der Wundrose, Hautpilzerkrankungen und Nervenschmerzen. Einreibung unter dem rechtem Rippenbogen (Lebergebiet!).

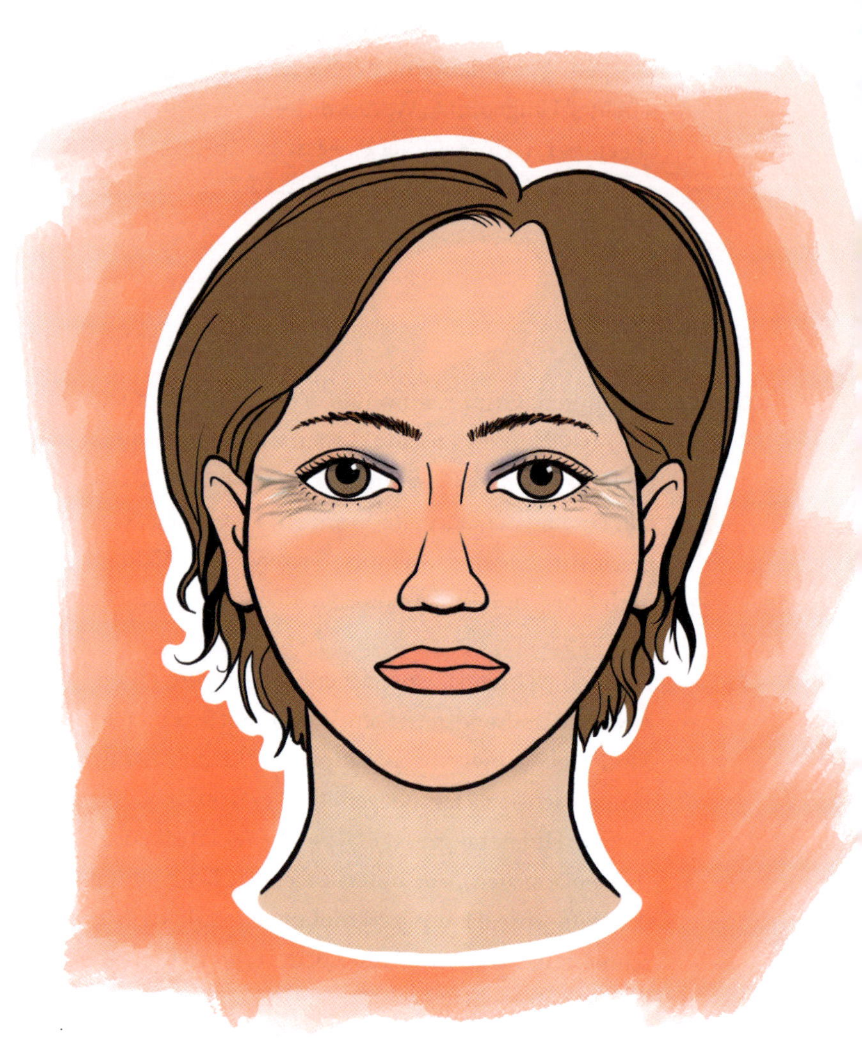

NR. 11 SILICEA D12

NR. 11 | SILICEA D12

KIESELSÄURE – KIESELSÄUREANHYDRID – QUARZ ODER SAND – $SiO_2 \times H_2O$

BINDEGEWEBE, OBERHAUT, SCHLEIMHAUT, Haare, Nägel, Knochen und Nerven haben als Bestandteil die Kieselsäure. Einen hohen Silicea-Anteil haben Lunge, Lymphdrüsen und Nebennieren. Die Kieselsäure verleiht diesen Geweben Festigkeit und Widerstandsfähigkeit. Fehlt sie, so zeigen sich Erschöpfung, Unterernährung und frühzeitiges Altern. Ebenso aktiviert Silicea die Tätigkeit der Phagozyten (»Fresszellen«) und ist somit für die Infektabwehr unerlässlich.

ANTLITZ: Glasur-Glanz, durchscheinende, glasige Haut, die einen Hochglanz zeigen kann oder wie Seidenpapier wirkt. Zahlreiche kleine verästelte Hautfalten im Bereich der äußeren Augenwinkel (»Krähenfüße«). Chronisch: eingefallene Höhlung im Bereich des Oberlids über dem Augapfel. Röte im Gesicht, vornehmlich am Nasensattel, wenn vorhanden. Röte erscheint wie unter Glas. Glasig-glänzende gerötete Wangen. Wichtiges Zeichen: Glasiger Glanz tritt zuerst an der Nasenspitze auf und zieht sich zu den Ohren hin. Falten neben den Ohren.

ZUNGE: Bräunlich-schleimiger Belag, geschwürig, trocken.

DD: »Alles ist frostig.« Kälte, unbedeckt liegen, jede Wetteränderung verschlimmert. Ebenso ist gegen Abend, nachts und bei Bewegung alles schlimmer. Wärme und warmes Einhüllen bessern die Beschwerden.

ANWENDUNG

TABLETTEN: Akute und chronische Entzündungen mit Eiterungen aller Art. Verleiht erschlafften Gefäßwänden neue Elastizität (Krampfadern, Hämorrhoiden). Bei Fisteln, Furunkeln, Drüsenentzündungen und -verhärtungen (siehe auch Nr. 1 – ggf. im Wechsel einnehmen), Arterienverkalkung, Knochenfisteln, Karies, Rachitis, Gerstenkorn, Tränenkanalverklebung, Zahngeschwüren, Hautjucken, Haarausfall bis hin zur Kahlköpfigkeit, übel riechenden Schweißen. Reduziert Harnsäure im Blut und lässt Blutergüsse schnell verschwinden.

SALBE: »Das biochemische Kosmetikum« zur Straffung von Falten, oft dünner, trockener Haut, nicht nur im Gesicht. Eiternde Entzündungen, Geschwüre, Furunkel, Karbunkel, Nagelgeschwüre, Nagelfalzeiterungen und -entzündungen, Fisteln sowie Aftereinrisse, Hämorrhoiden, Krampfadern. Beachte: Nr. 1 für elastische Fasern, Nr. 6 für Kollagenfasern, Nr. 11 für Bindegewebezellen. Salbenverbände z. B. über Nacht bei Bandscheibenschwäche, Nackenkopfschmerzen mit Knirschen bei jeder Kopfdrehung, Hüftgelenkschmerzen.

CAVE!

MIT SILICEA KÖNNEN HEILREAKTIONEN eingeleitet werden, die dazu dienen, Fremdkörper (z. B. Dornen oder Splitter) aus dem Gewebe zu eliminieren. Der Organismus sieht jedoch alles, was nicht körpereigen ist, als »Fremdkörper« an. Dazu gehören z. B. Zahnimplantate, künstliche Hüftgelenke, Herzschrittmacher usw. Bei Operationen werden heute zur schnellen Blutstillung häufig Metallclips verwendet. Auch diese versucht der Körper durch die mit Silicea provozierte Abstoßungsreaktion loszuwerden.

Deshalb sollte stets vor der Anwendung von Silicea geprüft werden, ob damit keine ungewollten Heilreaktionen ausgelöst werden können. Nicht nach Tuberkuloseerkrankung anwenden!

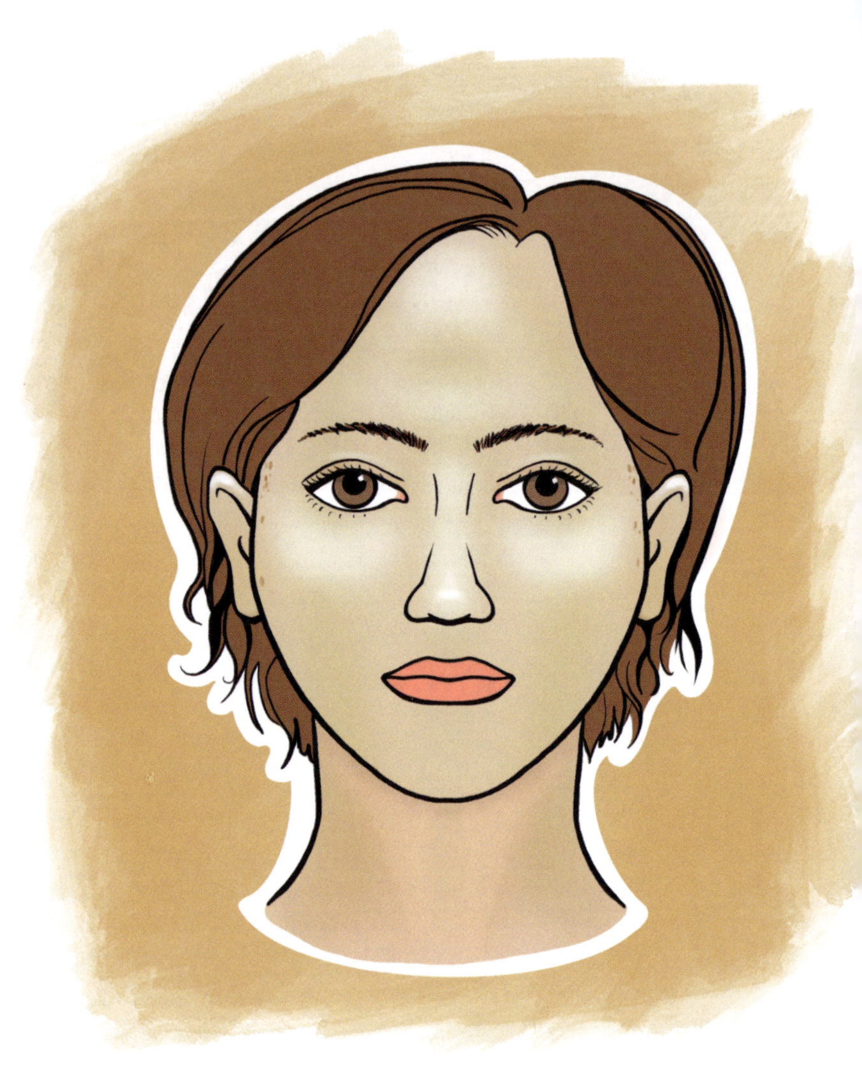

NR. 12 CALCIUM SULFURICUM D6

NR. 12 | CALCIUM SULFURICUM D12

KIESELSÄURE – KIESELSÄUREANHYDRID – QUARZ ODER SAND – $SiO_2 \times H_2O$

KALK KOMMT U. A. IN LEBER UND GALLE VOR, regt den Stoffwechsel an und steigert die Blutgerinnung. In der Biochemie ist es das Mittel bei alten Eiterungsprozessen. Reinigt den Körper und entgiftet das Bindegewebe.

ANTLITZ: Dieses Mittel wurde 1873 von Dr. SCHÜSSLER als Entgiftungsmittel für das Bindegewebe eingeführt und später – wie bereits erwähnt – wieder von ihm gestrichen. Von HICKETHIER liegen für dieses Lebenssalz keine Beobachtungen vor. Oft lassen sich Alters- und Leberflecken auf einem wächsernen, gelblich-bräunlichen, schmutzig erscheinenden Gesicht finden.

ZUNGE: Auf der Zungenbasis zeigt sich ein gelber, lehmfarbiger Belag. An den Zungenrändern finden sich nicht selten schmerzhafte Geschwüre.

DD: Wärmeunverträglichkeit. Wärme macht matt und schlapp. Schlimmer von 6–9 und 12–15 Uhr. Durch Kälte, Eis, kalte Luft und Abkühlung besser. Rheuma durch Kältekammer besser!

ANWENDUNG

TABLETTEN: Abszesse, Furunkel, Karbunkel, chronisch eitrige Entzündungen der Nasenneben- und Kieferhöhlen bei übel riechendem, blutig-eitrigem Ausfluss, eitrige Mandelentzündungen, eitriger Bronchialkatarrh, Blasen- und Nierenentzündungen, Afterfisteln, chronischer Rheumatismus, Schlaflosigkeit, Gedächtnisschwäche und Schwindel.

SALBE: Bei Abszessen, Gewebseiterungen, Furunkeln, Karbunkeln und Afterfisteln anwendbar. Dieses Mittel fördert die Sekretion bei festsitzendem Schleim im Bronchialbereich.

CAVE: Bei Eiterungen nur anwenden, wenn eine natürliche Abflussmöglichkeit gegeben ist. Sonst Nr. 11 verwenden!

PRAXISFÄLLE | 20 AUSGEWÄHLTE FALLBEISPIELE

DIE NUN FOLGENDEN 20 FALLBEISPIELE, sollen Ihnen stellvertretend Belege dafür sein, dass bei richtiger Mittelwahl und Änderung der Ernährungs- und Lebensweise Heilprozesse im Organismus in Gang zu setzen sind, welche selbst bei seit Jahren bestehenden Erkrankungen eine vollständige Restitutio ad integrum, also ein »vollständiges Heilwerden«, ermöglichen. Dass das nicht immer so gelingt, soll das Fallbeispiel Nr. 12 bei weit fortgeschrittener Leberzirrhose exemplarisch zeigen. Aber dennoch konnte hier eine Lebensverlängerung ermöglicht werden, was wohl keiner zuvor für möglich gehalten hatte.

Bedenken Sie bitte eines: Der § 1 jeglichen Heilens heißt: *Der Körper heilt sich selbst!* Ich muss ihn nur in seinem Heilbestreben unterstützen. Ob ich das mit den 12 aus der über 2000 Mittel umfassenden Materia medica der Homöopathie ausgeliehenen SCHÜSSLER-Salzen bewirke oder mit der Akupunkturnadel, mit der ich »nur« Energie auf dem entsprechenden Meridian »verschiebe«, oder mit Wasseranwendungen nach KNEIPP oder PRIESSNITZ usw., ist ganz egal. Den Heilungsprozess vollbringt der Organismus aus eigener Kraft, vorausgesetzt, er ist dazu noch in der Lage. Erlebt ein lebendes System – ganz gleich, ob Mensch, Tier oder Pflanze – eine sehr starke Verwundung und ist dadurch kräftemäßig zu sehr geschwächt, so bedarf es der Hilfe von außen. Ich möchte Ihnen das Gesagte an einem Beispiel verdeutlichen:

Wenn jemand einen schweren Autounfall hatte und von seinen 6 l Blut 4 l verlor, so hat es wenig Sinn, alleine die Nr. 3 Ferrum phosphoricum D12 zu geben und zu hoffen, dass der Patient überlebt. Hier benötigt das geschwächte System »unfallgeschädigter Mensch« Bluttransfusionen und/oder Blutexpander, kreislaufstützende Maßnahmen, also eine sehr intensive ärztliche Betreuung, was heute in der Regel auf der

Intensivstation eines Krankenhauses geschieht. Ist die Krise überstanden und hat sich der Zustand stabilisiert, so können SCHÜSSLER-Salze, vorneweg mit unserem Regenerationsmittel Nr. 2 Calcium phosphoricum D6, begleiten. Das Gleiche gilt selbstredend auch für einen Knochenbruch, bei dem die Achse verschoben ist. Der Chirurg stellt die physiologische Achsenstellung wieder her, versorgt die Knochenendigungen ggf. mit einem Nagel, sodass der Körper in der anschließenden Heilungsphase eine optimale Regeneration vollziehen kann. In der Regel kann der Nagel baldmöglichst entfernt werden und der zerbrochene Knochen behält seine Form. Ohne eine chirurgische Maßnahme ist eine solch optimale Heilung leider in den wenigsten Fällen zu beobachten. Eine Begleittherapie könnte hier die Gabe von Nr. 1 Calcium fluoratum D12 und Nr. 2 Calcium phosphoricum D6 sein, beides Mineralsalze, welche die Knochenheilung optimal unterstützen.

ANDERS IST ES HINGEGEN, wenn bei einer Infektion ein Antibiotikum verabreicht wird. Hier reduziert das Antibiotikum, wenn es richtig ausgewählt wurde, die Anzahl der Bakterien. Es kommt also infolge einer chemischen Reaktion zur Keimdichteverminderung, ohne dass der Organismus selbst »aktiv« werden muss. Das gestörte Abwehrsystem bekommt also Hilfe von außen! Besser ist es jedoch, wenn das Abwehrsystem aus eigener Kraft die Heilung vollzieht. Denn dann bleiben sonst häufige Rückfälle in der Regel aus.

Wollen Sie sich nun den Fallbeispielen widmen und daraus die für Sie not- wendigen Erkenntnisse ziehen? Jeder Fall ist in sich abgeschlossen. Sie können die Fälle also auch nach den Themen individuell auswählen und nach eigenem Gusto durcharbeiten. Ich wünsche Ihnen dazu viel Freude!

FALL 1 | KRANKHAFTE FETTSUCHT – ADIPOSITAS PERMAGNA

IN DIESEM ERSTEN FALL MÖCHTE ICH von einer 52-jährigen Dame berichten, welche mich wegen ihres starken Übergewichtes, wie sie es beschrieb, um Rat fragte. Sie brachte bei 1,68 cm Körpergröße stolze 113 kg Gewicht auf die Waage. Sämtliche Diäten, welche sie probierte, blieben letztendlich erfolglos. Nach mancher »Hungerkur« legte sie, nachdem der Alltag wieder eingekehrt war, noch ein paar Pfund zu. Vom Arzt bekam sie zusätzlich Tabletten verordnet wegen des erhöhten Cholesterinspiegels (260 mg/dl), weil dieser der Ansicht war, »es drohe bei ihrer Korpulenz und dem erhöhten Cholesterinwert ein Herzinfarkt«. Die Tabletten nahm sie, ehrlich danach gefragt, regelmäßig unregelmäßig ein. Und darüber hinaus war der Blutzucker etwas erhöht.

Was lag tatsächlich vor? In der Tat bestand hier eine Fettsucht größten Ausmaßes. Zieht man die Formel zum Errechnen der Gewichtsklassifikation der WHO, nämlich den Körpermassenindex = Körpergewicht (kg) : Körpergröße im Quadrat (m^2) heran, so liegt der Wert über 40, was den höchsten Grad an Übergewicht bedeutet. Und die 3 wichtigsten Ursachen vermeidbarer Erkrankungen und Todesfälle sind: 1.) Rauchen, 2.) Alkoholismus und 3.) Fettsucht. Damit war der Dame natürlich noch nicht geholfen. Ihr Stoffwechsel war nämlich völlig zum »Erliegen« gekommen. Die Gift- und Stoffwechselendprodukte wurden nicht richtig ausgeschieden, sondern im Körper deponiert, was letztendlich dazu führte, dass sich nach jeder Hungerkur noch mehr Schlacken im Körper ansammelten. Ein wahrer Teufelskreis. Alle bisherigen Maßnahmen hatten anscheinend versagt. Dann kam die bewährte SCHÜSSLER-Methode zum Einsatz, gepaart mit der Pflanzenheilkunde, um rasch den Stoffwechsel anzuregen und die Schlacken auszuleiten.

DAS GESICHT ZEIGTE eine fettige Röte mit speckigem Glanz. Die Zunge war weiß belegt und bei feuchtkaltem Wetter waren alle Beschwerden viel schlimmer. Dazu war die Dame ziemlich reizbar. Und da sie zudem unter Verstopfung litt, kamen die Nr. 9 Natrium phosphoricum D6 und Nr. 10 Natrium sulfuricum D6 als Mittel infrage. Täglich jeweils 4-mal im Wechsel sollte sie die Tabletten auf der Zunge zergehen lassen. Für die erste Woche sollte sie täglich 160 ml Artischockensaft in reichlich Wasser über den Tag verteilt schluckweise trinken. Danach reduzierte sich die Saftmenge von der zweiten bis zur sechsten Woche auf 80 ml täglich. Damit der Körper alle notwendigen Stoffe zur Verfügung haben sollte, setzte die Dame konsequent die Ernährungsrichtlinien einer vollwertigen Ernährungsweise nach Dr. BRUKER in die Tat um.

Schon nach wenigen Tagen kam der bisher träge Stuhlgang in Schwung, sie fühlte sich wacher und leistungsfähiger. 6 Wochen später lag das Körpergewicht schon unter 100 kg. »Und das, ohne bisher einmal ein Hungergefühl gehabt zu haben!« Man konnte förmlich zusehen, wie die Pfunde schmolzen und das Leben in diesem Organismus wieder aufblühte. Die beiden Natriumsalze entwässerten das Fettgewebe und leiteten die Schlacken nach außen, kurbelten den Stoffwechsel an und ließen die Verwertung der Nahrungsbestandteile in der richtigen Weise ablaufen. Als Zwischenmittel kamen die Nr. 5

Kalium phosphoricum D6 und Nr. 7 Magnesium phosphoricum D6 zum Einsatz – Nerven stabilisierend, Hungergefühl drosselnd und den Cholesterinspiegel auf natürliche Weise senkend, indem der Stoffwechsel einreguliert wurde. Nach 13 Monaten zeigte die Waage ein Gewicht von 72 kg an und eine strahlende, biochemiebegeisterte Dame stand auf ihr. Seither sind über 2 Jahre vergangen und das Gewicht konnte bei 72 kg gehalten werden. Gewusst wie! Nebenbei bemerkt, hat sich der Blutzucker ohne weitere Maßnahme in den Normbereich einreguliert.

FALL 2 | WIEDERKEHRENDE VERSCHIEBUNG DER WIRBELKÖRPER – DEGENERATIVE SPONDYLOLISTHESIS

IN DIESEM ZWEITEN FALL MÖCHTE ICH von einem 36-jährigen jungen Mann berichten, welcher mich wegen des ständigen Vorgleitens eines Wirbels um Rat fragte. Er ist passionierter Skifahrer und Hochleistungssportler und trainiert mindestens 5-mal in der Woche mehrere Stunden. Seit einiger Zeit nahmen die Rückenschmerzen im Bereich der Lendenwirbelsäule allmählich zu. Sein Sportarzt sagte ihm, er müsse operiert werden, denn immer wieder »rutsche« ein Wirbelkörper (LWK 5) raus. Bei der Operation wolle man die Bänder, welche die Wirbelkörper »in Reihe« halten, verkürzen. Weil aber die Vorbereitungen für den nächsten Wettkampf auf vollen Touren liefen, wollte der Sportler die Naturheilkunde um Hilfe bitten, da er bisher ganz gute Erfahrungen mit ihr gemacht hatte.

Sogleich nahm er vom SCHÜSSLER-Salz Nr. 11 Silicea D12 im täglichen Wechsel mit der Nr. 1 Calcium fluoratum D12 4- bis 5-mal täglich eine Gabe. Zusätzlich wurde Nr. 1 Calcium-fluoratum-Salbe morgens und abends im Problembereich einmassiert. Da der ganze Rücken unter dem Einfluss des Blasenmeridians steht, so sagen es zumindest die chinesischen Ärzte, konnte der Meridian erfolgreich mit dem Zellsalz Nr. 7 Magnesium phosphoricum D6 stabilisiert werden (siehe Organuhr, Seite 31). Zur Leberentgiftung bekam unser Sportsmann zur Nacht noch einen Leberwickel mit der Nr. 6 Kalium sulfuricum D6 empfohlen. Die Leber als unser großes Stoffwechsellabor ist maßgeblich auch an Entzündungsabläufen beteiligt; genauso wichtig ist sie beim Zellaufbau, also auch bei der Zellerneuerung, hier im Speziellen der Bänder an der Wirbelsäule.

Morgens und abends wurde noch ein 1 Esslöffel Zinnkrautsaft empfohlen. Zinnkraut ist reich an Kieselerde (= Silicea). Somit war gewährleistet, dass dem Körper zur Regeneration auch genügend Kieselerde zur Verfügung stand, welche durch die Nr. 11 besser verstoffwechselt wurde. Erwähnenswert ist hier außerdem der Hinweis auf ein Magnesiumpräparat (Inhalt: Magnesiumcitrat) für die ersten 3 Wochen, welches morgens und abends zusätzlich genommen wurde, da bekanntlich durch chronische Entzündungsprozesse Magnesium aus dem Organismus verloren geht.

Das war's! Beim nächsten Wettkampf traten zu unser aller Überraschung keine Beschwerden auf. Die Anwendungen der Salze 1, 7 und 11 wurden noch 6 Wochen intensiv fortgesetzt. Dann konnten die Einnahme wie auch die Salbenanwendungen auf die Hälfte reduziert werden. Bei einer erneuten Untersuchung stellte der Sportarzt eine Stabilität der Wirbelsäule fest, die er zuvor bei diesem Sportler nicht gekannt hatte. Seit über 9 Monaten Beobachtungszeit traten trotz intensiven Sports keine Beschwerden im Lendenwirbelbereich mehr auf.

Wenn man bedenkt, dass die häufigste Ursache von Rückenbeschwerden jenseits des 30. Lebensjahres degenerative Veränderungen in der Lendenwirbelsäule sind, so kommt uns die bewährte SCHÜSSLER-Methode wie gerufen, um die explodierenden Kosten im Gesundheitswesen zu senken.

FALL 3 | GUTARTIGE VERGRÖSSERUNG DER VORSTEHERDRÜSE – BENIGNE PROSTATAHYPERTROPHIE

IN DIESEM DRITTEN FALL MÖCHTE ICH von einem 73-jährigen Herrn berichten, welcher mich wegen seines Prostataleidens um Rat fragte. Seit Langem schon klagte er über sog.

Startschwierigkeiten beim Wasserlassen. Der Urologe fand eine gutartige Vergrößerung der Prostata (=Vorsteherdrüse des Mannes). Das prostataspezifische Antigen (PSA) lag im Normbereich. Dazu kam, dass dieser Herr seit über 11 Jahren an Fußpilz zwischen den Zehen litt. Was war zu tun?

ZUR VERKLEINERUNG DER PROSTATA – sie war dick angeschwollen – eignet sich die Nr. 1 Calcium fluoratum D12 in Kombination mit der Nr. 7 Magnesium phosphoricum D6. Gerade Magnesium ist immer wichtig für die Zellregeneration und zur Entkrampfung des gesamten Urogenitaltraktes.

Magnesium hat einen direkten Einfluss auf die Stärkung des Blasenmeridians (siehe Organuhr Seite 31), was ganz besonders bei diesem Fall wichtig war. Zusätzlich bekam der ältere Herr Epilobium parviflorum, das kleinblütige Weidenröschen, als Tee nach MARIA TREBEN empfohlen. Ein gehäufter Teelöffel Kräuter auf ¼ Liter Wasser, nur kurz brühen und kurz ziehen lassen. 2 Tassen täglich, morgens nüchtern und abends eine halbe Stunde vor dem Nachtmahl, reichen.

Schon nach 2 Tagen bemerkte dieser Herr eine Besserung beim Wasserlassen. Nach 6 Wochen erfolgte der Kontrollbesuch beim Urologen, der mit großer Begeisterung eine Verkleinerung der Prostata feststellen konnte. Unser Kandidat war überglücklich, denn im Traum sah er sich schon auf dem OP-Tisch. Hier lässt sich leicht aufzeigen, dass die Zellsalze auch bei chronischen Fällen rasche Wirkung entfalten, wenn sie richtig eingesetzt werden.

Was den Fußpilz angeht, so kamen die Salben Nr. 10 Natrium sulfuricum D6 und Nr. 8 Natrium chloratum D6 zum Einsatz. Im täglichen Wechsel 2-, 3-mal eingerieben, brachte dies eine

Milieuveränderung in der Haut zuwege, sodass sich der Pilzerreger nicht mehr länger halten konnte und verschwand. Wie segensreich die Kombination aus SCHÜSSLER-Mineralsalzen und der Pflanzenheilkunde sich gestalten lässt, soll dieser Fall uns vor Augen führen. Die Behandlung kostete weniger als Euro 50.–, verglichen damit hätte ein operativer Eingriff im dreistelligen Bereich gelegen. Unsere Naturheilkunde ist und bleibt die No. 1 in Sachen »kostengünstige Heilmethode«.

FALL 4 | ADS – AUFMERKSAMKEITS-DEFIZITSYNDROM

IN DIESEM VIERTEN FALL MÖCHTE ICH von einer 12-jährigen Schülerin berichten, der die Diagnose Aufmerksamkeitsdefizitsyndrom gestellt worden war. Sie stand unter der Therapie von Ritalin®, einem Amphetamin-Präparat, genauer gesagt, einem Psychopharmakon, das eine anregende Wirkung beim Patienten hervorrufen soll: euphorisch bis hin zu psychotischen Zuständen, Steigerung der geistigen Leistungsfähigkeit, Verminderung des Erschöpfungsgefühls sowie Hemmung des Appetits (Inhaltsstoff: Methylphenidat). Leider traten diese gewünschten Effekte bei dem Mädchen nicht ein.

Aber lassen Sie mich etwas zur Vorgeschichte erzählen. MARLENE, so war der Name dieser Schülerin, wurde mit 7 Jahren eingeschult und konnte zu diesem Zeitpunkt schon das Alphabet, schrieb kurze Sätze richtig und beherrschte den erweiterten Zahlenkreis. Bis zum vierten Schuljahr gab es praktisch keine Probleme. Sie war beliebt bei den Mitschülern und den Lehrern. Dem Unterricht konnte sie gut folgen und zu Hause brauchte sie kaum etwas lernen. Auch den Aufnahmetest für das Gymnasium schaffte sie ohne Schwierigkeiten. Ihr Zeugnis der vierten Klasse war mit vielen Einsen gespickt. MARLENE freute sich auf das Gymnasium, denn jetzt durfte sie Englisch lernen. Aber damit war eine unerwartete Wende im Leben von MARLENE eingetreten. MARLENE musste sich zu Hause hinsetzen und englische Vokabeln lernen. Doch das Lernen hatte sie leider bisher nie in der Schule gelernt. Über 4 Schuljahre hinweg schien ihr alles zuzufliegen und plötzlich musste sie zu Hause büffeln. Bei MARLENE stellten sich seelische Probleme ein. Erkennen Sie die wahre Ursache?

DIE BISHER GUTE SCHÜLERIN störte mit Absicht den Unterricht, sodass ihre Mitschüler dem Unterricht nicht mehr richtig folgen konnten. In den Pausen wurde MARLENE handgreiflich, was bisher nicht der Fall gewesen war. Sie entwickelte eine wahre destruktive Haltung. Wenn sie etwas nicht gleich kapierte, flippte sie aus, boxte die Nebensitzerin oder sprang vom Stuhl auf, musste von der Lehrerin ermahnt werden, und nicht selten stand MARLENE in der Ecke oder verbrachte die Schulzeit vor der Tür. Die Schulleitung empfahl den Eltern, einen Psychotherapeuten aufzusuchen. Dieser stellte zusammen mit dem Kinderpsychologen die Diagnose. Ritalin wurde verabreicht – jedoch ohne Wirkung. Die fünfte Klasse musste wiederholt werden.

Die völlig verzweifelten Eltern fragten mich um Rat. Parallel zur bisherigen Therapie wurden 3 Bachblüten gemäß der Gesamtschau nach Dr. EDWARD BACH als Mischung (4-mal 4 Tropfen) gegeben: *Cherry Plum*, *Holly* und *Impatiens*. Die erste gegen das Ausrasten, die zweite gegen die Handgreiflichkeiten und die dritte gegen die Ungeduld. Aus dem biochemischen Schatzkästchen wurden Nr. 2 Calcium phosphoricum D6, Nr. 5 Kalium phosphoricum D6 und Nr. 7 Magnesium phosphoricum D6 im täglichen Wechsel (5-mal 1 Tablette) empfohlen. Von allen Mitteln erschien mir Kalium phosphoricum D6 als das wichtigste, da MARLENE oftmals sagte, sie stehe vor einem Berg und wisse nicht, wie sie ihn erklimmen solle.

Schon nach 6 Wochen konnten die Ritalin-Gaben halbiert werden. Nach einem Vierteljahr konnte das Psychopharmakon in Absprache mit dem Hausarzt, der MARLENE betreute, ausgeschlichen werden. Nicht nur er, sondern auch die Eltern, die Lehrer und die Freundinnen stellten innerhalb kurzer Zeit fest, dass MARLENE sich zu einer begabten, ruhigen und sehr erfolgreichen Schülerin wandelte.

Was bewirkte die Veränderung? Die naturheilkundlichen Mittel brachten die gestörte *vis vitalis* (= Lebenskraft nach HIPPOKRATES) wieder in einen harmonischen Zustand. Körper, Seele und Geist bildeten wieder eine Einheit. Das Problem war überwunden.

FALL 5 | »AUSGEBRANNT SEIN« – BURN-OUT-SYNDROM

IN DIESEM FÜNFTEN FALL MÖCHTE ICH von einer 49-jährigen Krankenschwester berichten, welche unter einem »Ausgebranntsein« litt und bisher bei allen von ihr konsultierten Therapeuten keine zufriedenstellende Hilfe erhalten hatte. MARIANNE war seit 30 Jahren in ihrem Beruf als Stationsschwester auf einer internistischen Abteilung mit dem Schwerpunkt »Onkologie«, also der Krebsheilkunde tätig. Vielen Patienten musste sie auf ihrem letzten Weg beistehen und oftmals ging ihr der Tod eines lieb gewonnenen Patienten sehr nahe.

Über all die Jahre stellten sich bei ihr immer mehr die Gefühle der Resignation, der Verzweiflung, nicht helfen zu können, bis hin zur Apathie ein. Eines Morgens wachte sie in ihrem Bett auf und wollte nicht mehr aufstehen. Sie fühlte sich leer, kraftlos und ausgebrannt. Stunden später schaffte sie es, in der Klinik anzurufen, um sich krankzumelden. Sie blieb 2 Tage im Bett. Erst am dritten Tag, so berichtete sie mir, hatte sie es mit aller Mühe fertiggebracht, in die Praxis ihres Hausarztes zu gehen. Dieser schrieb sie erst einmal krank.

Dann begann das berühmte Therapeutenkarussell. Der Patient wird von einem zum anderen weitergereicht. Aber für den Betroffenen ändert sich nichts, oftmals geht es noch weiter bergab. Ich halte viel von Psychotherapeuten, vorausgesetzt, sie beherrschen ihr Handwerk. Aber meine bisherige Erfahrung zeigte mir, dass nur die wenigsten es schaffen, die wahre Ursache beim Patienten herauszufinden. Doch ohne Ursache keine Ursachentherapie! Fazit: Alles bleibt beim Alten.

Um ehrlich zu sein: Über das Krankheitsbild findet man in der herkömmlichen Literatur zu wenig. Vielleicht liegt es daran, dass dieses Syndrom noch zu wenig bekannt oder erforscht ist. Aber um naturheilkundlich helfen zu können, braucht man glücklicherweise keine Syndromanalyse, sondern verwendet die Symptome des Patienten, die er uns liefert. Und diese Symptome können wir eindeutig erkennen: Resignation, Verzweiflung, Depression und Apathie, kurzum, eine große Teilnahmslosigkeit machte sich breit. Wo setzen wir an? Was können wir tun, damit die Tür zur Heilung aufgestoßen wird? Auch für den ganzheitlich orientierten Therapeuten gibt es keine Universalrezepte. Auch er steht jedes Mal vor einem neuen Problem, das gelöst werden möchte.

Als Erstes heben wir das negative Energiepotenzial des Patienten an, indem wir ihm die Bachblüte Olive (= Olivenbaum) (4-mal 4 Tropfen) geben. Extreme physische und psychische Erschöpfungen, die den ganzen Organismus schwächen, können damit nicht selten beseitigt werden. Aus der Pflanzenheilkunde kennen wir ein Gewächs, welches sich seit Jahrtausenden in der Traditionellen Chinesischen Medizin bei körperlicher Schwäche bewährt hat: den Ginseng. Meine Empfehlung: Ardey-aktiv®, täglich 3 Tabletten lutschen.

1 Tablette enthält 400 mg Panax Ginseng C. A. MEYER, das sind 1,2 g an reinem Ginseng am Tag; das reicht aus, einen ausgebrannten Körper wieder fit zu machen.

Biochemisch erhielt MARIANNE folgende Empfehlung: Nr. 5 Kalium phosphoricum D6, täglich 5–6 Tabletten lutschen im täglichen Wechsel mit Nr. 7 Magnesium phosphoricum D6 und Nr. 2 Calcium phosphoricum D6.

Das heißt: 1. Tag Nr. 5; 2. Tag Nr. 7; 3. Tag Nr. 5; 4. Tag Nr. 2; 5. Tag Nr. 5 usw.

Der Erfolg ließ nicht lange auf sich warten. Nach einem halben Jahr war MARIANNE wieder die Alte; nur dazugelernt hat sie. Wenn es mal wieder auf Station stressig wurde, hatte sie ihre Helfer gleich zur Hand.

FALL 6 | CHRONISCHE NASENNEBENHÖHLENENTZÜNDUNG – CHRONISCH REZIDIVIERENDE SINUSITIS

IN DIESEM SECHSTEN FALL MÖCHTE ICH von einem 32-jährigen Bankangestellten berichten, welcher unter immer wiederkehrenden Nasennebenhöhlenentzündungen litt. MARTIN kam vor ca. 10 Jahren in den Schalterdienst einer Bank. Schon nach einem halben Jahr musste er das erste Mal krankgeschrieben werden, weil er eine fürchterliche Kopfgrippe hatte. Fast eine Woche blieb er im Bett und musste starke Antibiotika schlucken. Kaum war der nächste Herbst da, lag er schon wieder flach. Hohes Fieber und schlimme Kopf- und Kieferschmerzen quälten ihn. Und erneut gab es eine hochdosierte Antibiotika-Therapie. Aber dieses Mal dauerte es fast 3 Wochen, bis MARTIN wieder an seinem Bankschalter stand. Bald danach bemerkte er, dass die kalte Luft der Klimaanlage, welche sich an der Glasscheibe reflektierte, ihm ins Gesicht blies. Und am Abend schmerzte die rechte Gesichtshälfte mal mehr, mal weniger heftig. Der HNO-Facharzt, den er nun konsultierte, gab ihm deshalb für solche Fälle ein »leichtes« Antibiotikum mit. Die anschließende Röntgenuntersuchung beim Radiologen zeigte eine erneute Verschattung des rechten Sinus maxillaris, also der rechten Oberkieferhöhle. Ein entzündlicher Prozess war wieder einmal im Gange.

Das Tückische an diesen Höhlen des Schädels ist, dass eine Entzündung, welche sich dort einmal manifestiert hat, oft zur Chronizität neigt. Bei Kindern entzünden sich vornehmlich die Zellen des Siebbeins (= Os ethmoidale), welche u. a. die mittlere Augenhöhlenwand, die obere und mittlere Nasenmuschel und den oberen Teil der Nasenscheidewand bilden. Beim Erwachsenen sind es die Oberkieferhöhlen. Aus dem Gesagten ist die Lokalisierung der Schmerzsymptomatik also klar erkenntlich.

ZURÜCK ZU MARTIN. Mit der Zeit freute er sich richtig auf die warme Sommerzeit, denn in diesen Monaten hatte er draußen keine Schmerzen und fühlte sich richtig wohl. Aber wehe, die Klimaanlage lief in der Bank auf Hochtouren, so fing das Weh und Ach im Oberkiefer wieder an. Eine erneute HNO-Untersuchung ergab, dass die Nasenscheidewand von MARTIN verkrümmt und dies wohl die Ursache für die immer wiederkehrenden Kieferhöhlenvereiterungen sei. Man riet MARTIN zur Begradigung derselben. Nun muss man aber wissen, dass ungefähr 80 % der Menschen eine krumme Nasenscheidewand haben und die wenigsten davon unter wiederkehrenden Infekten leiden. Sicherlich stimmt es, dass diejenigen, welche ständig unter Infektionen in den Kieferhöhlen leiden, eine krumme Scheidewand haben, aber das ist reine Statistik. So als ob man sagt, dass mit Abnahme der Störche in Deutschland die Geburtenzahlen hierzulande drastisch zurückgegangen seien. Merken Sie einmal mehr, was sich mit Statistik so alles belegen lässt?

Also, MARTIN wurde die Nasenscheidewand begradigt – mit dem Effekt, dass nach einem Jahr alles wieder beim Alten war. Auch Kamillendämpfe brachten nur kurzzeitig eine Linderung. Erst eine gründliche Ursachenausheilung, es waren nun nahezu 10 Jahre vergangen, brachte den therapeutischen Durchbruch.

Nr. 12 Calcium sulfucicum D6, mehrmals am Tag 5–6 Tabletten gelutscht, ließ die chronischen Entzündungen abheilen. Als Zwischenmittel wurde Nr. 6 Kalium sulfuricum D6 gegeben. Sie können sich nicht vorstellen, wie glücklich Sie einen Menschen machen können, wenn er durch Ihre Hilfe aus der Krankenmarter erlöst wurde. MARTIN war es!

FALL 7 | PMS – PRÄMENSTRUELLES SYNDROM ODER »DIE TAGE VOR DEN TAGEN«

IN DIESEM SIEBTEN FALL BERICHTE ICH Ihnen von einer jungen Dame im Alter von 33 Jahren. Sie heißt DORIS, arbeitet in einer Druckerei im Management und gilt als sehr zuverlässig. Sowohl bei den Geschäftspartnern als auch beim Kollegium, ist sie beliebt, man kann mit ihr sehr gut zusammenarbeiten, sie ist kreativ und umsichtig. Sie fühlt sich sehr wohl in ihrem Umfeld, wären da nicht die sog. »Tage vor den Tagen«. Um es kurz zu machen: DORIS leidet unter der Befindlichkeitsstörung des Prämenstruellen Syndroms.

Die Symptome beginnen in der zweiten Zyklushälfte und enden spätestens 4 Tage nach Blutungsbeginn. Ihr Frauenarzt erklärte ihr, dass die Ursache für dieses Syndrom wissenschaftlich noch nicht gefunden sei. Man kann es bisher nur an unzähligen Fällen von betroffenen Frauen beschreiben in Form eines Syndroms, welches aus nahezu 100 Einzelsymptomen besteht. Neben Reizbarkeit, Aggressivität und Stimmungsschwankungen gehören zu der Gruppe der psychischen Symptome auch noch die Depression und die Hysterie. Auf körperlicher Ebene finden sich schmerzhafte Brustspannungen, Ödembildungen an den unterschiedlichsten Partien, Gewichtszunahme sowie sehr starke Blähungen. Etwa ein Drittel aller Frauen im gebärfähigen Alter ist davon betroffen. Bei 5 %, so sagt die Literatur, treten die Beschwerden so stark auf, dass sie einer therapeutischen Behandlung bedürfen. Hierzu gehört auch DORIS. Amerikanische Kollegen haben herausgefunden, dass 84 % aller Gewalttaten, welche von Frauen verübt worden sind, in der prämenstruellen Phase durchgeführt wurden. In England wurden unlängst einer Frau daher sogar mildernde Umstände zu gesprochen. Hierzulande sieht man die betroffenen Frauen noch als wehleidig oder wenig belastbar an.

ES HANDELT SICH ALSO um zyklusabhängige Funktionsstörungen, die mit der Menstruation unmittelbar in Zusammenhang stehen. Ob hormonell oder neurovegetativ (vom unwillkürlichen Nervensystem) gesteuert, steht noch nicht fest. Tatsache ist jedoch, dass die bisherige hormonelle Therapie ihres Frauenarztes DORIS nicht die erhoffte Besserung brachte. Nun wurde ich um Rat gefragt.

Neben dem stimmungsaufhellenden und vegetativ ausgleichenden Johanniskrautextrakt empfahl ich aus Dr. SCHÜSSLERS Schatzkästlein die Nr. 3 Ferrum phosphoricum D12 und Nr. 7 Magnesium phosphoricum D6 im halbstündlichen Wechsel während des akuten Zustandes. Bereits nach 3 Tagen war schlagartig eine drastische Besserung eingetreten. Die Abstände wurden erweitert. An den beschwerdefreien Tagen empfahl ich DORIS, die Zunge morgens nach dem Aufwachen zu inspizieren. Zeigt sich ein weißer Belag, so soll statt der Nr. 3 die Nr. 4 Kalium chloratum D6 oder Nr. 8 Natrium chloratum D6 verwendet werden. Nr. 8 ist der Nr. 4 vorzuziehen, wenn sich verstärkt Ödeme zeigen: 3-mal 2 Gaben. Übrigens ist dann der Zungenbelag nicht stark ausgeprägt, sondern man sieht eher Schleimstraßen am Zungenrand.

NACH VIER MONATEN waren die »Tage vor den Tagen« für DORIS kein Thema mehr. Nach nahezu 13 Jahren war sie von diesem Martyrium »erlöst« dank einer ganzheitlichen Therapie.

FALL 8 | HELICOBACTER PYLORI (HP) – BESIEDELUNG DES MAGENS

IN DIESEM ACHTEN FALL BERICHTE ICH Ihnen von einem Mann Mitte fünfzig, welcher nach einer Magenspiegelung von seinem Therapeuten erfuhr, dass er eine Infektion des Magens mit dem Keim Helicobacter pylori hatte. Er müsse nun diesen Keim mit einer Tripel-Therapie eradizieren, was so viel heißt, dass er zum Abtöten des Keimes einen Medikamentencocktail aus drei verschiedenen Mitteln über 7 Tage schlucken muss.

Bei dem Medikamentencocktail handelt es sich um einen Protonenpumpenhemmer – er hemmt die Salzsäureproduktion des Magens – und zwei Antibiotika: Sie sollen den Erreger abtöten. Die Erfolgsrate liegt laut Statistik bei über 90 %. Der Fachmann staunt und der Laie wundert sich, vor allem jener Laie, der brav über 7 Tage den Cocktail schluckt und dann bei der Kontrolluntersuchung gesagt bekommt: »Wir haben den Keim erneut in ihrem Magen nachweisen können.« Wie kommt es zu solch einem unbefriedigenden Ergebnis?

a) Der Patient hat die Medikamente nicht ordnungsgemäß eingenommen oder
b) der Keim im Magen ist gegen dieAntibiotika resistent oder
c) erneute Infektion mit dem Keim, z. B. durch Küssen.

Darüber hinaus könnten noch weitere Möglichkeiten als Ursache eines Fortbestehens der Infektion genannt werden, aber das bringt uns auch nicht weiter. Die erneute Infektion wird übrigens mit 1 % in der Fachliteratur angegeben. (Glaube nur der Statistik, die Du selbst gefälscht hast!) Interessanterweise finden sich in meinem Umfeld viel mehr Rückfälle als statistisch erlaubt sind! Nun fragt man sich: Wie kann man wirklich helfen?

LOUIS PASTEUR (1822–1895) wies in seinen Arbeiten nach, dass Fäulnis und Gärung durch Bakterien hervorgerufen werden. Nun verfault nicht jedes Lebewesen, solange es lebt. Das heißt im Klartext: Unser Immunsystem schützt uns vor der Fäulnis, solange wir gesund sind. Fängt das Gleichgewicht an zu kippen, so können Zellen absterben, der Fachmann spricht dann von Nekrose (= dem Gewebstod).

»DER ERREGER IST NICHTS, das Terrain (= Nährboden) ist alles«, war einer der letzten großen Aussprüche von PASTEUR. Das Terrain ist unser gesamter Körper. Kommt er aus dem Gleichgewicht, dann haben die Erreger die Chance, sich auszubreiten. Ändert man das Milieu, so entzieht man den Erregern den Nährboden und sie verschwinden von alleine. Eine seit Jahrtausenden bewährte Milieu-Änderung lässt sich mit der Heilerde bewirken. Nehmen Sie täglich 3-mal 1 Teelöffel mit viel Wasser ein. Sinnvoll wäre noch 1- bis 2-mal ein gestrichener bis ganzer Teelöffel voll Vitamin C Pulver. Damit bewirken Sie eine Heilung auf wundersame Weise ohne Antibiotika. Wer möchte, kann zur Beschleunigung noch die SCHÜSSLER-Katalysatoren Nr. 5 Kalium phosphoricum D6, Nr. 7 Magnesium phosphoricum D6 oder Nr. 4 Kalium chloratum D6 einsetzen, ausgewählt nach den Regeln der Kunst. Eine dauerhafte Ausheilung des Helicobacter pylori ist also möglich, auch ohne chemische Keule.

Übrigens: Die Magenschleimhautentzündung, welche unser o. g. Patient hatte, weswegen überhaupt sein Magen gespiegelt wurde, heilte selbstverständlich ohne Komplikationen ab. Die

Ursache erkennen heißt in diesem Fall und in vielen anderen Fällen: Das Milieu muss geändert und nicht der Erreger abgetötet werden.

FALL 9 | CATARACTA SENILIS – ALTERSBEDINGTER GRAUER STAR MACULA-DEGENERATION

IN DIESEM NEUNTEN FALL MÖCHTE ICH Ihnen ein bewährtes Rezept verraten, welches schon viele Menschen vor einer Operation bewahrt hat. Es geht um den grauen Star, genauer gesagt, den grauen Altersstar, welcher in Deutschland am häufigsten im Vergleich zu den anderen Starerkrankungen am Auge vorkommt. Katarakt ist griechisch und bedeutet so viel wie Wasserfall. Der Begriff geht auf den früheren Glauben zurück, dass die graue Farbe, welche man in der Pupille eines Betroffenen mit totaler Linsentrübung sieht, eine geronnene Flüssigkeit sei. Wenn Sie schon einmal hinter einem Wasserfall gestanden sind und versucht haben, durch ihn hindurchzusehen, so erschien Ihnen auch alles wie durch ein Milchglas (= trübe Flüssigkeit).

HEINZ, ein 72-jähriger Rentner, klagte darüber, dass er beim Autofahren meinte, die Windschutzscheibe sei schmutzig. Doch auch nach dem Reinigen derselben wurde sein »Blick«

nicht besser. Vor allem nachts bei entgegenkommenden Fahrzeugen war es besonders schlimm, denn die Scheinwerfer blendeten ihn sehr. Das liegt daran, dass die Linse beim Starpatienten durch unregelmäßige Zerstreuung das Licht aufnimmt. Tagsüber setzte HEINZ einen Hut mit Krempe auf, um das besonders störende Sonnenlicht abzuschirmen, und trug zusätzlich noch eine Sonnenbrille. Erst als seine Frau ihn bat, einen Augenarzt zu konsultieren, war HEINZ nach langem Hin und Her bereit, den Besuch anzutreten. Die Diagnose wurde gestellt, jedoch bekam HEINZ gesagt, dass die Startererkrankung bei ihm noch nicht so weit fortgeschritten sei, als dass man eine Operation durchführen lassen könne. Er müsse zuwarten, bis der Star reif genug sei. Er solle regelmäßig zur Kontrolle zum Augenarzt kommen. Schwacher Trost!

Nun besuchte seine Frau bei mir einen Homöopathiekurs und erfuhr von dem altbewährten Rezept des Bonner homöopathischen Arztes Dr. A. WATERLOH, welches angezeigt bei der Cataracta senilis ist. Über 1.000 Patienten konnte Dr. A. WATERLOH vor einer Operation bewahren, da es ihm gelang, mit seinen homöopathisch aufgearbeiteten Mineralsalzen dieser fortschreitenden Linsentrübung entgegenzuwirken.

DAS BEWÄHRTE VORGEHEN ist wie folgt (Veröffentlicht von Dr. MARTIN STÜBLER in der AHZ):

- 17 Tage lang morgens 1 Tablette Calcium fluoratum D12,
- dann 17 Tage lang morgens 1 Tablette Calcium fluoratum D6,
- dann 17 Tage lang morgens 1 Tablette Magnesium fluoratum D12,
- dann 4 Wochen lang morgens 5 Tropfen Magnesium carbonicum D8.

Diesen Rhythmus 4-mal hintereinander durchführen und, nachdem ein ganzes Jahr vollendet ist, den Rhythmus wiederholen!

Statt 17 Tagen hat sich eine zweiwöchentliche Einnahmezeit (= 14 Tage) als praktikabler in der heutigen Zeit erwiesen. Auch hat sich der Ersatz von Calcium fluoratum D6 durch Magnesium fluoratum D6 als vorteilhafter gezeigt:

- 14 Tage lang morgens 1 Tablette Calcium fluoratum D12,
- dann 14 Tage lang morgens 1 Tablette Magnesium fluoratum D6,
- dann 14 Tage lang morgens 1 Tablette Magnesium fluora
- tum D12 und
- dann 4 Wochen lang morgens 5 Tropfen Magnesium carbonicum D8.

Diesen Rhythmus 4-mal hintereinander durchführen und, nachdem ein ganzes Jahr vollendet ist, den Rhythmus wiederholen!

Der Erfolg ließ nicht lange auf sich warten. Schon nach einem Vierteljahr konnte der Augenarzt einen Stillstand der Erkrankung, nach einem Jahr sogar eine deutliche Besserung der Sehkraft feststellen. Auch HEINZ fiel auf, dass er wieder klarer sehen konnte, und war sehr dankbar für diese einfach durchzuführende Kur.

ZWEI WEITERE FÄLLE, welche ebenso unter der gleichen Diagnose auf den OP-Termin warten mussten, haben die o. g. potenzierten Salze eingenommen und konnten sich von ihren Augenärzten eine deutliche Verbesserung schon nach kurzer Zeit bestätigen lassen. Die Ärzte haben alle gestaunt, doch keiner fand den Mut, selbst diese Kur seinen Patienten zu verordnen, da alles nicht wissenschaftlich belegt sei. Das erste Mittel ist unsere bewährte Nr. 1 bei der Biochemie nach Dr. SCHÜSSLER. Es ist der Hart- und Weichmacher, der die Lymphe zum Fließen anregt und die Zellen für das Magnesium öffnet. Die anderen beiden Salze sind Magnesiumverbindungen, welche sich am Auge sehr bewährt haben.

Viel Erfolg!

Als kleinen Nachtrag möchte ich Ihnen hier mitteilen, dass mir zwischenzeitlich drei Patientenfälle von Macula-Degeneration bekannt sind, bei welchen diese WATERLOH-Kur ebenso eine Verbesserung der Sehleistung bewirkt hat. Wenn man bedenkt, dass eine Macula-Degeneration (die Macula ist am Auge jene Stelle, an welcher wir am schärfsten sehen können) sehr schwierig zu behandeln ist, so wäre diese Option sicherlich für jeden, der darunter leidet, sinnvoller, als die Hände in den Schoß zu legen, bis das Augenlicht erlischt.

FALL 10 | HÄMORRHOIDEN – SCHNELLE HILFE MIT SCHÜSSLER-SALZEN

IN DIESEM ZEHNTEN FALL STELLE ICH IHNEN eine Patientin vor, welche 63 Jahre alt ist und unter stark ausgebildeten Krampfadern sowie unter einer ausgeprägten chronischen Hämorrhoidalerkrankung litt. ROSI war beim Proktologen, dem Fachmann für Enddarmerkrankungen, und ließ sich untersuchen und beraten – mit der Behandlungsempfehlung, sich ins nächste Krankenhaus zur Hämorrhoidenoperation einzuweisen. Davor hatte sie fürchterlich Angst und bat eine Heilpraktikerin aus unserem Homöopathischen und Biochemischen Arbeitskreis in Pforzheim um Rat. Der sehr schöne Heilungserfolg soll Ihnen nicht vorenthalten werden.

Als erstes Mittel kam die Nr. 1 Calcium fluoratum D12 zum Einsatz, 3-mal 2 Tabletten mit 1-mal 1 Gabe Nr. 6 Kalium sulfuricum D6 im Wechsel mit Nr. 9 Natrium phosphoricum D6 zur Nacht. Parallel wurde einmal wöchentlich eine Fußreflexzonenmassage nach allen Regeln der Kunst durchgeführt. Was darüber hinaus noch bei der Patientin auffiel, war die Tatsache, dass die Lymphknoten in der linken Achsel von Zeit zu Zeit angeschwollen waren und schmerzten. Das ist für uns Ganzheitsmediziner ein Hinweis auf einen Lymphstau, da ¾ der Lymphe hier in den linken Venenwinkel einfließen. Daher kommt es in diesem Bereich häufiger zum Stau mit Anschwellen der Lymphknoten. Auch in der linken Brust verspürte die Patientin ab und zu ein Ziehen. Sie erhielt zu den SCHÜSSLER-Salzen noch Phytolacca D6 3-mal 1 Tablette vor dem Essen für den Zeitraum von drei Wochen.

PHYTOLACCA IST DIE KERMESBEERE. Sie ist in Nordamerika beheimatet und man verwendet von ihr die frische Wurzel zur Arzneimittelzubereitung. In ihren Eigenschaften ist die Kermesbeere ein Mittel, welches in erster Linie auf die Drüsen wirkt, vornehmlich bei Schwellung mit Schmerzhaftigkeit. Ruhe, Wärme und trockenes Wetter bessern, wohingegen Regen und kaltes Wetter alles verschlimmern. Wir hatten zum Behandlungszeitpunkt Herbst!

Nach 6 Wochen wurde das Natriumsalz durch Nr. 11 Silicea D12 ausgetauscht. Ein erneuter Besuch beim Proktologen erfolgte nach ungefähr einem Vierteljahr. Dieser war über seinen neu erhobenen Befund völlig erstaunt. Von den Hämorrhoiden konnte er nichts mehr erkennen. Nur ein paar schlaffe Analfalten (Marisken) waren noch zu sehen.

ROSI war seit dieser Zeit begeistert von Dr. SCHÜSSLER und seiner Biochemie, denn auch die Krampfadern an den Beinen bereiteten ihr seither weniger Beschwerden. Natürlich wollen wir nicht alles den Mineralsalzen zuschreiben, aber gerade im Verband eines ganzheitlichen Therapieansatzes (Biochemie nach Dr. SCHÜSSLER, Reflexzonentherapie, Homöopathie) ist es möglich, Erfolge zu erzielen, von denen andere medizinische Disziplinen nur träumen können. Natürlich können wir alles, was uns stört und »krank« ist, wegoperieren – nur erfolgt dabei die Heilung nicht vom Körper selbst. Das jedoch ist wichtig. Der fehlgesteuerte Stoffwechsel bleibt unverändert, und das kann mitunter fatal werden. Beweise gefällig?

FALL 11 | RHEUMATOIDE ARTHRITIS – CHRONISCHE POLYARTHRITIS, SOG. GELENKENTZÜNDUNGEN

IN DIESEM ELFTEN FALL BERICHTE ICH IHNEN von einer 64-jährigen Patientin, welche mich um Rat fragte. HERTHA, so hieß die Dame, litt seit vielen Jahren an einer Erkrankung, welche der Facharzt mit der Bezeichnung Rheumatoide Arthritis belegt oder als chronische Polyarthritis bezeichnet. Dabei handelt es sich um eine chronisch-entzündliche Systemerkrankung, die sich durch die Entzündung einer Gelenkkapsel bemerkbar macht und dann zu einer Entzündung des ganzen Gelenkes mit allen dazugehörigen Teilen, wie Schleimbeutel und Sehnenscheiden, führt. Oft beginnt dieses Krankheitsbild mit der Entzündung an einem Gelenk, bevorzugt an einem kleinen Gelenk, z. B. an den Fingerendgelenken, und breitet sich dann über die Zwischengelenke zu den Fingergrundgelenken, aus. Dann folgen die Nachbarfinger und anschließend die großen Gelenke (z. B. Ellenbogen, Schulter, Hüfte usw.) Die Krankheit zeigt sich anfänglich in einem Bewegungsschmerz und einer Schwellung der Fingergelenke. Häufig hört man die Betroffenen beim Händedruck sagen: »Bitte nicht so sehr drücken!« (Schmerzhafter Händedruck = Querdruckschmerz = Gaenslen-Zeichen). 2 % der deutschen Bevölkerung sind davon betroffen, und zwar drei- bis viermal mehr Frauen als Männer. Die Krankheit tritt bevorzugt im 4. Lebensjahrzehnt auf und macht den betroffenen Menschen das Leben sehr beschwerlich. Denn dieses chronische Leiden verläuft oft in sog. Schüben, welche zu Gelenkzerstörungen (in 20 % der Fälle zeigen sich Rheumaknoten) und schließlich zu einer Invalidität führen. Schaut man in die Fachliteratur, so findet sich der Hinweis: Ursache unbekannt.

MAN DISKUTIERT SCHON seit Langem eine genetische Disposition. Aber das ist ein schwacher Trost, denn letztendlich ist alles genetisch: die große Nase oder die abstehenden Ohren. Die Schulmedizin versucht, diese Autoimmunerkrankung mit diversen Medikamenten in Schach zu halten. An vorderster

Front kommen Schmerzmittel (z. B. Nichtsteroidale Antirheumatika wie Indometacin®) zum Einsatz, dann folgen die Mittel, welche das Immunsystem unterdrücken (= Immunsuppressiva, z. B. Methotrexat). Oft wendet man daneben noch Cortison- oder Goldpräparate an, um der Entzündung Herr zu werden. Leider haben alle diese Präparate unerwünschte Arzneimittelwirkungen, die sog. Nebenwirkungen.

Auch HERTHA schluckte täglich eine ganze Latte an Medikamenten. Aber nicht selten hatte sie das Gefühl, dass nichts mehr hilft. Wenn man den Begriff Rheuma aus dem Griechischen übersetzt, so bedeutet er »das Umherfließende«. Schon die alten Ärzte fanden heraus, dass die Erkrankung sich im fortgeschrittenen Stadium dadurch auszeichnet, dass einmal die rechte Schulter schmerzt und ein paar Stunden oder Tage später das linke Knie oder die linke Hüfte.

DER GENIALE GEIST SCHÜSSLERS hingegen postulierte, dass es nicht darum geht, die Krankheit zu behandeln, sondern den kranken Menschen. Also müssen wir uns nicht an dem Begriff der Diagnose orientieren, sondern den Patienten befragen, wie er die Krankheitszeichen empfindet. Dies erfolgt in der Anamnese.

HERTHA äußerte sich wie folgt: Die rheumatischen Schmerzen wanderten und wurden durch Kühle gebessert. Daneben fand sich ein schweres, mattes Gefühl in allen Gliedern, welches sie als Lahmheitsgefühl mit Muskelschwäche beschrieb. Abends wäre alles viel schlimmer. HERTHA beschrieb sich als melancholisch, furchtsam und ängstlich. Sie glaubte nicht mehr daran, dass ihr noch je mand helfen konnte. Man könnte sie als depressiv bezeichnen. Ihre Stimme klang monoton. Darüber hinaus war sie sehr empfindlich gegen Lärm und Gerüche (!). Auch liebte sie es, getönte Brillengläser (große Lichtempfindlichkeit) zu tragen. Bei der anschließenden Inspektion der Zunge fand sich ein gelber, schleimiger Belag. Das reichte mir aus, das richtige SCHÜSSLER-Salz zu wählen. Haben Sie es auch schon gefunden? Richtig, es ist das Hauptmittel für das 3. Entzündungsstadium – Nr. 6 Kalium sulfuricum D6.

Was sich nach Einnahme dieses SCHÜSSLER-Mineralsalzes bei HERTHA veränderte, grenzt fast an ein Wunder. Für die ersten 10 Tagen wurde verordnet, 6-mal 1 Tablette stets vor dem Essen zu lutschen. Über die nächsten 2 Wochen wurde die Dosis auf 3-mal 1 Tablette reduziert. Sie selbst bezeichnete die Wirkung dieses Mittels »wie von einem anderen Stern«.

Innerhalb kürzester Zeit gingen die Schmerzen zurück, welche trotz chemischer Keulen zuvor vorhanden gewesen waren. Die schulmedizinischen Präparate konnten peu à peu ausgeschlichen werden. Nach zwei Jahren Beobachtungszeit hält die Besserung weiterhin an. Ich spreche mit Absicht nicht von Heilung, denn die veränderten Gelenke sind geblieben, aber die Schmerzen blieben weg. Ist das nicht wundervoll? HERTHA ist noch heute von der SCHÜSSLER'schen Heilweise völlig fasziniert.

Dr. SCHÜSSLER betonte immer wieder, dass vor einer richtigen Therapie eine umfangreiche Anamnese erfolgen muss. Er meinte sicherlich nicht: Blutanalysen, Ultraschall, Computertomografie; denn das alles gab es zu seiner Zeit noch nicht. SCHÜSSLER nützte seine Beobachtungsgabe, seinen Geruchssinn und sein umfangreiches Wissen. Deshalb möchte ich jeden Leser dazu auffordern, seine Sinne zu schärfen und sein Wissen zu mehren. Nur so können wir uns dem wahren medizinischen Problem nähern und es zu lösen versuchen.

Ich muss jedoch ehrlicherweise gestehen, dass nicht immer bei diesem schweren Krankheitsbild solch außergewöhnliche Heilungsverläufe zu beobachten sind. Oftmals verändert sich trotz intensivster Bemühung mit den SCHÜSSLER-Salzen nichts. Dann sind andere naturheilkundliche Wege zu gehen. Das muss der Therapeut erkennen und danach handeln. Dieses »Agieren-Können« zeichnet unsere Arbeit gegenüber der rein schulmedizinischen Schmerztherapie aus. Sicher können wir uns ihrer bedienen, wenn der Organismus nicht mehr in der Lage ist, selbst aktiv zu reagieren. Dies findet sich vornehmlich in der Krebs-, aber auch in der Rheumatherapie. Wie aber dieser wohl außergewöhnliche Fall zeigt, sollte man die Hoffnung nie aufgeben. Wenn ein Heilhindernis besteht, muss es erkannt und ggf. beseitigt werden. Wie, das ist die hohe Kunst des Heilens. Denn die Besserung oder die Heilung muss vom Organismus selbst vollbracht werden. Halten wir uns dies immer wieder vor Augen.

FALL 12 | LEBERZIRRHOSE UND BLUTENDE HARNBLASENTUMORE

IN DIESEM ZWÖLFTEN FALL STELLE ICH IHNEN einen Patienten namens HERMANN vor, welcher im Alter von 70 Jahren notfallmäßig in die Urologie eines bekannten größeren Klinikums Süddeutschlands eingeliefert wurde. Seit Tagen hatte er eine zunehmende Rotverfärbung seines Urins bemerkt. Seitdem frühen Morgen dieses Novembertages 2001 konnte er keinen Urin mehr lassen und sein Unterleib war stark angeschwollen. Die Urologen gaben aufgrund der starken Anämie (= Blutarmut) Blut- und Plasmatransfusionen, verschorften die blutenden Tumorstellen der Harnblase und räumten die Blutkoagula aus der Blase, sodass HERMANN wieder Wasser lassen konnte. Es wurde die Entfernung der tumorveränderten Harnblase für die nächsten Tage angedacht. Am nächsten Morgen jedoch folgte das Informationsgespräch über das weitere Vorhaben: Die in der Klinik durchgeführten und laborchemischen Untersuchungen ergaben eine Gerinnungsstörung seines Blutes aufgrund einer Syntheseleistungsstörung der Leber. Es wurde eine Leberzirrhose im Endzustand mit Bauchwassersucht (= Trommelbauch) diagnostiziert. Daher wurde die geplante Notoperation abgesagt.

Während des stationären Aufenthaltes bekam HERMANN eine schwere Gelbsucht und wurde Ende November 2001 zum Sterben nach Hause geschickt. »An Weihnachten wird er im Leberkoma sein«, prognostizierte der behandelnde Arzt; aber es sollte anders kommen.

SEINE TOCHTER BESUCHTE meine biochemischen Abende und Fortbildungskurse und wollte den völlig apathisch im Bett liegenden Vater nicht einfach so sterben lassen. Er hatte keinen Hunger mehr und magerte zusehends ab. Zusammen mit einem befreundeten Heilpraktiker wurde zu Hause die HOT (= Hämatogene Oxidationstherapie) durchgeführt, welche für eine bessere Sauerstoffübertragung in die Zellen sorgte. Zur Kräftigung bekam er noch eine eiweißreiche Astronautenkost verordnet. Auf zellulärer Ebene kamen natürlich unsere SCHÜSS-

LER'schen Mineralsalzpastillen zum Einsatz: Nr. 6 Kalium sulfuricum D6 täglich, anfangs alle 2 Stunden 1 Gabe, zusammen mit Mariendistelextrakt zur Entgiftung der Leber und zum Leberaufbau. Zum Eiweißaufbau in den Zellen und zur Regeneration waren Nr. 2 Calcium phosphoricum D6 und Nr. 4 Kalium chloratum D6 notwendig, um die Blutgerinnung wieder in Schwung zu bekommen (weißer Zungenbelag!). Ergänzt wurde durch die Nr. 12 Calcium sulfuricum D6. Aufgrund des bestehenden Trommelbauches, bedingt durch die Bauchwassersucht, waren Gaben von Nr. 10 Natrium sulfuricum D6 im Wechsel mit Nr. 8 Natriumchloratum D6 sinnvoll. Gerade die Natriumsalze sind wichtig zur Einregulierung des Wasserhaushaltes. Dabei spielt das Glaubersalz, also die Nr. 10, eine ganz wichtige Rolle. Es hat eine unglaubliche Entgiftungswirkung! Die Mineralsalze wurden im täglichen Wechsel gemäß der Einnahmeregeln verabreicht. Als Begleitmaßnahme wurde Canadian Essence® Tee (= Flor Essence® Tee der kanadischen Indianer) getrunken. Das Bluten der Blase war damit von der ersten Tasse Tee an gestoppt. Anfänglich führte HERMANN als geschwächter Mann zur Entsäuerung täglich Fußbäder mit basischem Badesalz durch, später, als er wie der bei Kräften war, Vollbäder von bis zu einer Stunde.

Nun geschah das Unglaubliche. Nach einem halben Jahr war HERMANN arbeitsfähig und konnte in seiner eigenen Metzgerei wieder hinter der Ladentheke stehen. Der Hausarzt wunderte sich über die erstaunlich guten Leberwerte und den sehr beachtlichen Genesungsverlauf. Zur Stärkung legte HERMANN ab und zu einen Zinnkrautwickel auf die Lebergegend und erfreute sich des Lebens. Übrigens: Weihnachten 2002 feierte er im Kreise seiner Lieben und wir wünschten ihm damals weiterhin noch viele segensreiche Weihnachtsfeste.

Bedauerlicherweise halten sich Patienten nie lange an gutgemeinte Ratschläge. Sobald es ihnen gut geht, verfallen sie wieder ins alte Fahrwasser. Es ist halt allzu menschlich! So war es auch in diesem Fall. HERMANN gönnte sich nicht die notwendigen Ruhepausen, überforderte den geschwächten Körper, die Einnahme der SCHÜSSLER-Salze und die Teeanwendungen wurden nicht mehr regelmäßig durchgeführt, und so verstarb er im 74. Lebensjahr infolge der Leberzirrhose im Endstadium. Dennoch ist dieser Fall für uns umso interessanter: Wir durften erleben, dass im weit fortgeschrittenen Krankheitsstadium noch Energiereserven in einem Körper stecken, welche durch gezielte Behandlung eine Selbstregulation ermöglichen können. Erst durch eine Überlastung bricht das System Mensch komplett zusammen und die Lebenskraft erlischt.

FALL 13 | PSORIASIS – SCHUPPENFLECHTE

IN DIESEM FALL BERICHTE ICH IHNEN von einer Dame im Alter von 49 Jahren. Sie heißt LYDIA, ist verheiratet, hat zwei nette Kinder und leidet seit ihrem 16. Lebensjahr an einer sehr stark ausgeprägten Psoriasis, einer Schuppenflechte. 3 % der Bevölkerung sind davon betroffen. Es handelt sich dabei um eine chronische, schubweise verlaufende entzündliche Hauterkrankung mit übermäßiger Hautabschuppung. Als Ursache findet man in der Fachliteratur den Hinweis auf eine erbliche

Disposition in Kombination mit inneren und äußeren auslösenden Faktoren verschiedenster Art, z. B. physikalische und chemische Reize, Infekte, Alkohol, Stress, Medikamente oder eine Schwangerschaft.

Bevorzugt kommen diese scharf abgegrenzten, geröteten rundlichen Plaques mit typischer silbrig glänzender Schuppung an den Streckseiten der großen Gelenke (Ellenbogen, Knie) und am behaarten Kopf sowie am Steißbein-Pofalten-Bereich vor. Häufig zeigen sich Nagelveränderungen wie Tüpfelnägel, Ölflecken- und Krümelnägel.

Auch bei LYDIA war das Vollbild der Psoriasis zu sehen. Darüber hinaus fand sich ein hoher Blutdruck mit Werten um die 190/100 mm Hg und hohe Cholesterinwerte um die 300 mg/dl. Um das Herzinfarktrisiko abzuschwächen, bekam sie vom Hausarzt einen Betablocker verordnet. Aufgrund der vielen Nebenwirkungen des Betablockers lehnte sie diesen jedoch ab. Eine gute Freundin erzählte ihr etwas von der Mineralsalzlehre Dr. SCHÜSSLERS und den nebenwirkungsfreien Mitteln und empfahl ihr, die Nr. 7 Magnesium phosphoricum D6 mehrmals am Tag einzunehmen. Ist es Placebo oder nur der Glaube an die »Nr. 7« oder steckt mehr dahinter? Auf alle Fälle normalisierte sich der Blutdruck in den nächsten Wochen zusehends bei LYDIA, und auch der Cholesterinspiegel pendelte sich im Normbereich ein.

Aber das ganz große Erlebnis mit dem SCHÜSSLER-Salz Nr. 7, wie LYDIA mir dann berichtete, war für sie die Tatsache, dass ihre Haut von Tag zu Tag besser wurde. Sie juckte weniger, die Hautschuppung ging anfangs stark zurück, bis sich eine ganz normale Haut zeigte. Selbst im Winter, in jener Jahreszeit, in der sie in all den Jahren am liebsten in die Südsee ausgewandert wäre, blieb die Haut stabil.

Nebenbei erzählte sie mir ganz stolz, dass sie die ganze Hausapotheke der zwölf Mineralsalze nach Dr. SCHÜSSLER zu Hause habe, und wenn bei ihren Kindern oder dem Ehemann Befindlichkeitsstörungen auftreten, sei sie somit optimal gewappnet. Auch im Freundeskreis konnte sie schon zahlreiche Tipps geben und kommt bei einer Tasse Tee sehr schnell ins Schwärmen. Ist es nicht schön, dass wir sie schon seit 135 Jahren haben – unsere biochemische Heilweise nach Dr. med. WILHELM HEINRICH SCHÜSSLER?

FALL 14 | FIBROMYALGIE-SYNDROM (FMS)

IN DIESEM FALL BERICHTE ICH IHNEN von einer Dame im Alter von 46 Jahren. Sie heißt PAMELA, ist verheiratet und hat drei nette Kinder. Vor drei Jahren bekam sie die Diagnose Fibromyalgie gestellt, nachdem sie bis dahin schon seit geraumer Zeit immer wieder unter heftigen Schmerzattacken gelitten hatte. Sie nahm die vom Arzt verordneten Schmerzmedikamente ein, jedoch mit nur geringem Erfolg. Erst eine fachärztliche Untersuchung beim Internisten und Rheumatolo gen erbrachte die Diagnose. Zwar linderten die neu verordneten Präparate diese heftigen Schmerzen, brachten jedoch bis dato keine Heilung!

Bei der Fibromyalgie handelt es sich um ein multilokuläres Schmerzsyndrom (= Schmerzen an verschiedenen Stellen gleichzeitig) mit typischen schmerzhaften Druckpunkten, welche der Fachmann »Tender points« nennt. Dazu kommt noch eine vegetative Symptomatik mit funktionellen Beschwerden. Die Erstbeschreibung geht bis auf das Jahr 1906 zurück. Ursache unbekannt. Ca. 3 % der Bevölkerung sind davon betroffen, achtmal mehr Frauen als Männer, und die Häufung findet sich zwischen dem 30. und 60. Lebensjahr.

DAS AMERICAN COLLEGE OF RHEUMATOLOGY (ACR) brachte 1990 erstmalig Richtlinien zur Diagnosefindung heraus. Danach unterscheidet man das Primäre FMS ohne weitere Krankheitssyndrome vom Sekundären FMS, welches bei 35 % der Patienten aus dem rheumatischen Formenkreis begleitend auftritt und sogar bei 20 % der Patienten mit einer chronischen Hepatitis. Selbst beim Sjögren-Syndrom, einem Krankheitsbild mit chronischen Entzündungen von Tränen- und Speicheldrüsen und eventuell anderen Drüsen mit den zwei Leitsymptomen »trockene Augen und trockener Mund«, kann das FMS mit einer Häufigkeit von 40 % als Begleiterkrankung auftreten.

Beim FMS müssen Schmerzen in mindestens drei Körperregionen (linke und/oder rechte Körperhälfte, oberhalb oder unterhalb der Gürtellinie) über mindestens 3 Monate mit mindestens 11 schmerzhaften von 18 getesteten Tender points vorliegen. Ebenso zeigen sich vegetative Symptome wie kalte Hände und Füße, trockener Mund, Zittern und/oder vermehrter Schweiß. Zusätzlich klagen die Betroffenen über funktionelle Beschwerden wie Schlafstörungen, allgemeine Abgeschlagenheit, Migräne, Schwellungsgefühl, Kribbelgefühle an Händen und Füßen, Steifigkeitsgefühl, Atem- und Herzbeschwerden, Störungen des Magen-Darm-Traktes, Regelbeschwerden und Störungen beim Was- serlassen.

All diese Beschwerden hatte PAMELA in mehr oder weniger ausgeprägter Form. Ganz schlimm beschrieb sie die dauernden Rückenschmerzen im Hals- und Lendenwirbelsäulenbereich. Auch war die Morgensteifigkeit sehr unangenehm. Nachdem sie ein Anfängerseminar bei mir besucht hatte, fing PAMELA selbst an, die Mineralsalze nach SCHÜSSLER richtig anzuwenden.

Von Nr. 2 Calcium phosphoricum D6 wurde 3-mal 1 Tablette täglich vor dem Essen gelutscht. Waren starke Muskelschmerzen vorhanden, so kam die Nr. 7 Magnesium phosphoricum D6 als »Heiße 7« mehrmals täglich zusätzlich zum Einsatz. Besonders die schmerzhafte Rückenpartie cremte PAMELA mit Salbe Nr. 1 Calcium fluoratum D12 mindestens 1-mal täglich ein. Der Erfolg ließ nicht lange auf sich warten. Schon nach 1 Monat trat eine erste Besserung auf und die Schmerzen wurden von Tag zu Tag weniger. Nach 8 Wochen war PAMELA schmerzfrei und blieb es während der Nachbeobachtungszeit von 18 Monaten.

FALL 15 | GEBÄRMUTTERVORFALL – PROLAPSUS UTERI ET VAGINAE

IN DIESEM FALL BERICHTE ICH IHNEN von einer Dame im Alter von 74 Jahren. Sie heißt ANNA, ist verwitwet und brachte in ihrem Leben drei Kinder zur Welt. Jetzt klagt sie über einen weit fortgeschrittenen Gebärmuttervorfall, einen Zustand, welcher weit über den Grad einer Senkung hinausgeht. Dabei tritt ein Teil der Gebärmutter aus der Scheide hervor. Die gynäkologische Abklärung war erfolgt. Man riet ANNA zur Operation. Aufgrund ihrer schon seit vielen Jahren bestehenden Herzrhythmusstörungen möchte sie gerne die Operation umgehen: »Ich habe Angst, dass ich nicht mehr aufwache.« Unter diesen ganzen Vorzeichen versuchen wir, die naturheilkundlichen Künste von SCHÜSSLER-Salzen und Moxibustionen zum vereinten Einsatz zu bringen, um zu schauen, welche Regenerationskraft bei ANNAS Körper noch vorliegt.

ALS GRÖSSTES PROBLEM steht uns das zu schwache, nicht mehr formgebende Bindegewebe gegenüber. Durch diese Bindegewebsschwäche konnte die Gebärmutter nicht mehr an ihrer natürlichen Position gehalten werden und sank infolge der Schwerkraft nach unten. Dieser Prozess dauert jedoch Monate bis Jahre, geschieht heimlich, still und leise und wird dann zum Schreckerlebnis, wenn man eines Tages die Gebärmutter aus der Scheide herausragen sieht. Viele denken dann im ersten Moment an einen Tumor und machen sich große Sorgen. So war das auch bei ANNA. Aber ihr Frauenarzt konnte sie beruhigen und erklärte ihr den ganzen Sachverhalt.

Zur Kräftigung und zur Entgiftung des Bindegewebes steht uns biochemisch tätigen Therapeuten die Nr. 11 Silicea D12 zur Verfügung. In Kombination mit dem Hart- und Weichmacher Nr. 1 Calcium fluoratum D12 findet man sie schon seit Jahrzehnten als die erfolgreiche »biochemische Partnerschaft«. Beide Salze haben eine ungeheure Regenerationskraft auf das gesamte Gewebe des menschlichen Organismus, vornehmlich auf das Bindegewebe. Man nimmt im täglichen Wechsel 3-mal 1 Tablette.

Zusätzlich kamen noch die alten, jedoch sehr bewährten Moxibustionen ins Spiel. Dabei brennt man getrocknete Beifußblätter (Artemisia vulgaris oder officinalis), welche zu einer dicken »Zigarre« gerollt werden, ab. (Diese sog. Moxazigarren können im einschlägigen Fachhandel bezogen werden.) Die dabei ausgesandte Wärmestrahlung ist identisch mit der Wellenlänge unserer Körperzellen, was zu einer verstärkten Regeneration des Gewebes führt.–

Die Region des Lenkergefäßes (*Ren Mai* = chinesischer Akupunktur-Meridian, welcher sich in der Mitte des Körpers vom Damm über den Bauch und die Brust zur Unterlippe zieht) zwischen Scheide und Nabel sollte am Abend mit der brennenden »Moxazigarre« durch aufstreichende Bewegungen erwärmt werden. Kraft des Cutoviszeralen (Haut – Eingeweide) Reflexbogens erklärt man sich die positiven Effekte, welche mit dieser Methode erzielt werden können.

Schon nach wenigen Tagen spürte ANNA, dass die Gebärmutter nicht mehr aus der Scheide herausragte. Sie glaubte fast an ein Wunder. Die ganze Anwendung sollte ANNA sechs Wochen durchführen. Dann sollte ein neuer Kontrollbesuch beim Frauenarzt erfolgen. Dieser war ebenso wie ANNA über den Heilerfolg erstaunt. Denn solch einen weit fortgeschrittenen

Gebärmuttervorfall hatte er noch nie in seiner 30-jährigen ärztlichen Tätigkeit »sich von alleine zurückbilden« sehen. Beide freuten sich sehr. ANNA jedoch lernte die Wirkung dieser Naturheilkräfte am eigenen Leibe kennen und wurde zu einer glühenden Verfechterin dieser einfachen Heilweisen.

FALL 16 | SEHNENSCHEIDENENTZÜNDUNG – TENDOVAGINITIS STENOSANS DE QUERVAIN

IN DIESEM FALL BERICHTE ICH IHNEN von einer 43-jährigen Bibliothekarin namens BRIGITTE, welche seit mehr als einem Dreivierteljahr unter starken Schmerzen im Bereich des rechten Daumengrundgelenkes mit Ausstrahlung in den Daumen und das 1. Sehnenfach des M. abductor pollicis longus (langer Daumenabziehmuskel) und des M. extensor pollicis brevis (kurzer Daumenstreckmuskel) sowie in den gesamten Unterarm litt.

BRIGITTE konsultierte mehrere Fachärzte. Man stellte den Daumen im Gipsverband ruhig, was aber nur eine geringe Besserung brachte. Ebenso machte man Einspritzungen mit Cortisonpräparaten. Diese linderten nur für Tage; bald waren die Schmerzen wieder im vollen Ausmaß gegenwärtig. Brigitte nahm diverse Schmerzmittel ein, jedoch ohne bleibenden Erfolg.

Typischerweise sind Frauen im Alter zwischen dem 30. und 60. Lebensjahr für diese Erkrankung sehr empfindlich. Es handelt sich dabei um eine chronische Überlastung dieser Muskel-Sehnen-Anteile durch monotone Beanspruchung. Gerade das Tippen am Computer führt zur einseitigen Be- und schließlich Überlastung.

BRIGITTE lehnte bisher den operativen Weg ab, nachdem ihr eine Kollegin von ihrem operativen Misserfolg erzählt hatte. Durch einen Vortrag auf die Biochemie nach Dr. SCHÜSSLER aufmerksam geworden, wollte BRIGITTE diese bewährte Methode einmal ausprobieren. »Verlieren kann ich nicht viel«, war damals ihre Aussage, und »operieren kann man immer noch.«

Bei der Untersuchung fanden sich ein positives FINKELSTEIN'sches Zeichen (Daumen in Hohlhand einschlagen, passive, gezielte Bewegung im Handgelenk Richtung Elle führt zur schmerzhaften Dehnung der Sehnen) und eine Schwellung im Bereich des Daumengrundgelenkes sowie der Tabatière, dort, wo die beiden Sehnen unterhalb des Daumens eine Vertiefung bilden. Kälte brachte nachts Linderung. BRIGITTE hielt daher die Hand an die kalte Schlafzimmerwand. Die Zunge hatte keinen Belag. Es wurden in stündlichen Abständen Gaben von 1 Tablette der Nr. 3 Ferrum phosphoricum D12 verabreicht, zusätzlich über Nacht ein Salbenverband mit der Nr. 3. Nach deutlicher Besserung mit Abklingen der Schwellung und rückläufigen Schmerzen wechselte BRIGITTE zu Nr. 9 Natrium phospphoricum. D6 und Nr. 11 Silicea D12, mehrmals am Tag eine Tablette lutschend, da sich nun ein rotes Antlitz verstärkt zeigte.

Nach einem Zeitraum von drei Wochen hatte BRIGITTE keine Schmerzen mehr. Jedoch zeigte sich bei längerer Anstrengung durch Schreibarbeit am Computer ein Ziehen im rechten

Handgelenk. Deshalb wurde maximal eine Stunde Computerarbeit am Tag vereinbart. Bei einem Kontrollbesuch beim Orthopäden nach drei Monaten fanden sich keine Schmerzen und keine Schwellung mehr. Bisher blieb BRIGITTE beschwerdefrei und hofft, langfristig um eine Operation herumzukommen. Wünschen wir es ihr von ganzem Herzen.

FALL 17 | SCHWINDEL UNKLARER GENESE

IN DIESEM FALL BERICHTE ICH IHNEN von einer 64-jährigen Patientin namens ERNA, welche seit mehr als 9 Monaten unter einem ausgeprägten Schwindel litt. Der Schwindel trat zum ersten Mal genau 3 Tage nach der Versetzung in den Ruhestand auf. Erna war bis dahin recht agil in ihrem Berufsleben gewesen. Sie arbeitete über 35 Jahre in einem Dienstleistungsunternehmen und hatte eine leitende Funktion inne. Gleich morgens beim Aufstehen aus dem Bett, so berichtete ERNA, sei der Schwindel da. Sie habe ein plötzliches Leerheitsgefühl im Kopf, und dann bekomme sie Angst, dass sie kollabieren und stürzen könnte. Deswegen muss sie sich gleich wieder hinlegen. Das ganze Aufstehen und Hinlegen wiederhole sie drei- bis viermal, bis sie einigermaßen kreislaufstabil aufbleiben kann. Was die Ursache für ihren Schwindel ist, konnte sie nicht sagen. Das wüssten nicht einmal die Ärzte. Sie habe schon mehr als fünf Fachärzte konsultiert, es wurde ihr Blut untersucht, es wurden

Hirnstrommessungen (EEG) durchgeführt, es wurden Röntgenaufnahmen von ihrem Kopf gemacht und sogar Kontrastmittel habe man ihr verabreicht, um die Blutgefäße im Gehirn besser darstellen zu können. Aber die ganzen Anstrengungen brachten bisher keine Ursache für das Geschehen zutage. Organisch, so habe man ihr versichert, sei sie ganz gesund. Dann bleibt nur noch das Kapitel »Psychosomatik« übrig.

UM HIER LICHT INS DUNKEL zu bringen, musste man ganz genau hinschauen und gezielte Fragen stellen. So konnte in Erfahrung gebracht werden, dass ihr der Abschied vom Berufsleben ganz und gar nicht einfach gefallen war. Sie hing einfach zu sehr an ihrem Beruf. Er war ihre Erfüllung. Sie hatte sich damals bewusst für ihren Beruf und gegen eine eigene Familie entschieden. Wenn sie bloß daran dachte, dass sie nicht mehr in ihrem eigenen Büro arbeiten, sondern nur noch ab und zu ihre Kollegen besuchen durfte, wurde es ihr ganz anders ums Herz. Sie konnte dann geradezu losheulen. Wenn ihre alten Kollegen sie dann trösten wollten, wurde alles nur noch viel schlimmer. Am besten ging sie dann heim und verkroch sich in ihrer Wohnung oder besuchte das Grab ihrer Eltern.

Das hier förmlich nach Anwendung schreiende Mittel ist unsere Nr. 8 Natrium chloratum. Es deckt sich fast hundertprozentig mit dem seelischen Beschwerdenkatalog. Ich habe es ihr in der D12, morgens und abends 1 Tablette. Nach 1 Woche war kaum eine Verbesserung zu erkennen. Ab und zu hatte Erna das Gefühl, »es tut sich was«, dass sie weniger depressiv über ihre Situation sei; aber das war schon alles. Der Schwindel bestand weiter. Ich griff zur Neuraltherapie der Gebrüder HUNEKE, welche durch Procain-Injektionen intravenös (direkt in die Blutbahn) und paravasal (neben das Blutgefäß) 1925 eine bis dahin therapieresistente Migräne ihrer Schwester zum Verschwinden gebracht hatten. Bei ERNA wurden alle druckschmerzhaften Punkte an der Schädelkalotte gequaddelt, dazu der Austrittspunkt des N. supraorbitalis, desjenigen Anteils des dreizipfligen Gesichtsnervs, welcher über der Augenhöhle austritt. Dazu bekam sie 2 ml Procain 1 % (ent spricht 20 mg reinem Procain) intravenös und paravasal. Nach einer weiteren Woche berichtete die Patientin, eine Verbesserung bemerkt zu haben. Zum ersten Mal seit Monaten wäre der Schwindel nicht mehr so stark gewesen. Ich wiederholte die oben genannte Anwendung, gab ihr jedoch das Procain im Intervall alle 30 min. dreimal hintereinander (60 mg) intravenös und setzte einen okzipitalen Block C0/C1, d. h., ich spritzte noch das Kopf-Wirbelsäulengelenk an. Am nächsten Tag waren 50 % des Schwindels weg. Die Anwendungen wurden nach einer weiteren Woche wiederholt. Dann erfolgte ein Rückgang um 70 %. Psychisch fühlte sich ERNA deutlich besser. Ich wechselte zu Natrium chloratum C30, 5 Globuli alle 3 Tage. Nach einer weiteren Anwendung war ERNA schwindelfrei!

WELCH BEFREIENDES GEFÜHL das für einen Menschen bedeutet, kann nur jener beurteilen, der monatelang diese Marter ertragen musste. Nach 3 Monaten Beobachtungszeit erfolgte eine anhaltende Besserung.

FALL 18 | ZUNGENBRENNEN UNBEKANNTER URSACHE

IN DIESEM FALL BERICHTE ICH IHNEN von einem 22-jährigen jungen Mann namens JEAN, welcher sich im 2. Lehrjahr zum Offset-Drucker befand. Er bemerkte im Sommer 2001 zum ersten Mal ein Brennen auf der Zunge nach dem Genuss unreifer Äpfel. Damals schenkte er dieser Erscheinung wenig Beachtung. Doch bei anhaltenden Beschwerden suchte er zwei Wochen später seinen damaligen Hausarzt auf. Es erfolgten die routinemäßigen körperlichen und laborchemischen Untersuchungen. Da sich ab und an auch Bläschen am Zungenrand und auf den Lippen zeigten, wurde noch ein Herpes-simplex-Titer bestimmt. Dieser war für die Zeichen einer früheren Infektion positiv. Der junge Mann bekam nun deswegen über 35 Tage ein chemisches Antivirusmittel verordnet – das Zungenbrennen war kurzfristig besser, kam aber 1 Woche nach Beendigung der Medikamenteneinnahme wieder, und zwar traten jetzt die Beschwerden sogar heftiger, vornehmlich an der Spitze der Zunge, in Erscheinung als zuvor. Da auch ein Vitaminmangel Zungenbrennen hervorrufen kann, folgte nun eine Therapie mit hochdosierten B-Vitaminen. Es kam zu einer leichten Besserung unter der Infusionsanwendung. Keine drei Wochen später hatten sich die Beschwerden wieder zur vollen Stärke entwickelt.

Natürlich wurden noch weitere Fachärzte konsultiert, ohne dass eine relevante Besserung des Zungenbrennens festgestellt werden konnte. Ganz besonders störten JEAN die Begleitumstände, nämlich das Gefühl, als läge ein Haar auf der Zunge.

Dies waren zumindest seine Worte, als ich um Rat gefragt wurde. Wir müssen uns auch hier darüber klar werden, dass nur dann eine anhaltende Besserung eintritt, wenn wir eine ursächliche Behandlung durchführen. Wirft man einen Blick in das Repertorium dieses Buches, so finden sich unter dem Hinweis »brennender Schmerz« nur zwei Mittel: die Nr. 1 Calcium fluoratum und die Nr. 8 Natrium chloratum. Nimmt man noch den Hinweis unter der Zungenrubrik mit Bläschen und Brennen hinzu, so steht die Nr. 8 Natrium chloratum im Fokus.

JEAN bekam nun die Nr. 8 Natrium chloratum D6, 3-mal täglich 1 Tablette zum Lutschen vor dem Essen, empfohlen. Schon nach wenigen Tagen bemerkte er eine deutliche Besserung der Beschwerden. Nach drei Wochen Einnahme wechselte ich auf die Stärke D12. Von dieser Potenzstufe sollte er nur noch morgens und abends 1 Tablette lutschen. Nach weiteren drei Wochen hatte sich das Zungenbrennen förmlich von alleine aufgelöst. JEAN hatte keine Beschwerden mehr.

In der Nachbetrachtungszeit von 9 Monaten ist das Zungenbrennen nicht mehr aufgetreten. Auch haben sich seither keine Bläschen mehr an den Lippen gebildet. JEAN ist glücklich, fragt sich jedoch, weshalb ihm niemand, zwei Jahre früher, die Nr. 8 empfohlen hat. »Das war doch ganz einfach«, waren seine Worte, als ich ihn anrief, um mich zu vergewissern, dass die Beschwerden ausblieben. Wenn es immer so einfach wäre.

FALL 19 | SCHUPPENFLECHTE ODER PSORIASIS VULGARIS

IN DIESEM FALL BERICHTE ICH IHNEN von einer Dame im Alter von 33 Jahren. Sie heißt MANUELA und leidet seit ihrem 20. Lebensjahr immer wieder unter Psoriasis-Schüben, welche sich besonders in Stresssituationen am ganzen Körper zeigen. Besonders betroffen war die behaarte Kopfhaut. Da ein sehr starker Juckreiz bestand, kam es nicht selten dazu, dass sich MANUELA blutig kratzte und sich dabei sogar die Haare in kleineren Büscheln vom Schädel ablösten.

Schuppenflechte nennt der Fachmann auch Psoriasis vulgaris, abgeleitet von Psora, der Krätzeerkrankung, welche mit starkem Juckreiz der Haut in Erscheinung tritt. Vulgaris steht für gewöhnlich, also handelt es sich in unserem Beispiel um eine gewöhnliche Schuppenflechte, welche in der europäischen Bevölkerung mit einer Häufigkeit von 1–2 % vorkommt, d. h., einer bis zwei von 100 Menschen ist/sind betroffen. Als Auslöser kennt man viele Faktoren, so z. B. fieberhafte Infekte, vornehmlich nach Mandelentzündungen oder Masern, meist im 2. Lebensjahrzehnt. Obgleich die Auslösung auch durch physikalische, chemische und/oder entzündliche Reizungen der Haut erfolgen kann, treten nicht selten familiäre Häufungen auf. Dies legt den Verdacht nahe, dass bei dieser Erkrankung in irgendeiner Form genetische Dispositionen ein Ausbrechen begünstigen. So zählen auch Arzneimittel, Infektionen, ja sogar Schwangerschaften (wobei eine Schwangerschaft primär keine Krankheit ist!) bis hin zu Stress zu den Verursachern. Und der Stress war bei MANUELA riesig!

Das Typische an diesem Krankheitsbild ist die Hautneubildung, welche in der Regel 28 Tage benötigt und hier in nur 4 Tagen abläuft! Typischerweise zeigen sich die Hautstellen z. B. an der Streckseite des Ellenbogens. Es sind scharf begrenzte, silberweiß bedeckte schuppige Ausschläge, welche zuweilen jucken. Aber auch Knie, Kreuzbeingegend und der behaarte Kopf können betroffen sein. Auffallend ist, dass die Schuppen beim Kratzen deutlich hervortreten, das sog. Kerzenfleckphänomen. Darunter liegt ein dünnes Häutchen, nach dessen Entfernung eine punktförmige Blutung auftritt, der sog. blutige Tau oder das Auspitz-Phänomen. Auch können sich Veränderungen an den Nägeln zeigen in Form von stecknadelkopfgroßen, napfförmigen Einziehungen (Tüpfelnägel) oder Ölflecken durch Nagelbettveränderungen. Beim psoriatischen Krümelnagel ist die Nagelplatte völlig zerstört. Schulmedizinisch werden die Hautschuppen mit Salizylsäure entfernt, darüber hinaus kommen die selektive Ultraviolettfoto- therapie (PUVA) oder sogar Cortisonpräparate zur Anwendung. Diese Therapien brachten MANUELA in den letzten 13 Jahren aber nur geringe Besserung.

Bei anderen Formen dieser Krankheit können auch einzelne Gelenke oder der gesamte Bewegungsapparat betroffen sein. Man nennt diese Form dann Psoriasis-Arthropathie. Im Vergleich zur Neurodermitis, welche ein chronisches oder chronisch wiederkehrendes Ekzem darstellt, haben wir zuerst einen Juckreiz mit Rötung, Schuppung, Nässen und Krustenbildung, vor allem an den Wangen und dem behaarten Kopf, was in der Säuglings- und Kleinkinderzeit auch als Milchschorf bezeichnet wird. Im Kindesalter sind meist die Streckseiten, später im Jugendlichen- und Erwachsenenalter die Gelenkbeugen und das Gesäß betroffen.

Diesen Fall schilderte mir eine Teilnehmerin aus meinen Seminaren. MANUELA bekam von ihr Silicea D12, unser SCHÜSSLER Nr. 11, 5-mal täglich verabreicht, und der Juckreiz hörte schlagartig auf! Die Psoriasis bildete sich sehr schnell und kontinuierlich zurück (Erhaltungsdosis 2-mal 1 Tablette), und die zuvor ausgekratzten Haare wuchsen wieder vollständig nach. Nur gab es eine kleine Veränderung: Vorher hatte Manuela glatte Haare, und jetzt waren sie lockig, was sie überhaupt nicht störte, sondern sogar als sehr angenehm empfand. Zusätzlich sollte erwähnt werden, dass noch Leinölkapseln verordnet wurden.

FALL 20 | ZUSTAND NACH HERZMUSKELENTZÜNDUNG (MYOKARDITIS)

IN DIESEM ZWANZIGSTEN FALL MÖCHTE ICH von einer jungen Dame berichten, welche im Alter von 12 Jahren nach einer sehr starken fieberhaften Grippe, welche antibiotisch behandelt wurde, eine Herzmuskelentzündung entwickelte. Es sollte nicht unerwähnt bleiben, dass JULIA Wochen vor ihrer grippalen Infektion eine Grippeschutzimpfung erhalten hatte. Nicht selten finden wir solche Krankheitsereignisse in der Bevölkerung. Es wurde gegen Grippe geimpft und dennoch entwickelt der Betroffene grippale Symptome, welche außergewöhnlich heftig verlaufen, und es dauert Wochen, oft gar Monate, bis eine Rekonvaleszenz eintritt.

Bei JULIA war das anders. Sie fühlte sich noch nach Monaten schlapp und müde. In der Schule konnte sie kaum 3 oder 4 Schulstunden dem Unterricht aufmerksam folgen. Zu Hause angekommen, musste sie sich erst einmal ausruhen. Die Hausaufgaben bereiteten ihr große Mühe. Aber nicht nur das. Schon die geringste körperliche Anstrengung führte dazu, dass JULIA sich auf den Boden setzen musste. Häufig wurde es ihr auch schwarz vor Augen. Der Blutdruck war im Keller und das Herz pochte ihr bis zum Hals. Die besorgte Mutter ging mit ihr zu Spezialisten, welche letztendlich die Diagnose der Herzmuskelentzündung stellten. Die empfohlenen Medikamente nahm JULIA ein, ohne eine wesentliche Verbesserung ihres Zustandes zu bemerken. Es waren fast zweieinhalb Jahre vergangen, bis JULIA sich bei mir vorstellte.

Es wurde nun ein seit Jahrzehnten bewährtes Kombinationspräparat (3-mal 10 Tropfen vor dem Essen) verordnet, welches Weißdorn Urtinktur, Wurmkraut (Spigelia D2) und Kalium carbonicum D3 enthält. Der Weißdorn ist das beste Mittel, welches ich kenne, um eine nach einer Infektion aufgetretene Herzmuskelschwäche auszuheilen. Das Wurmkraut hat ebenso einen heilenden Effekt auf die Herzinnenhäute, welche häufig mitbetroffen sind. Ein hervorragendes Mittel bei Erschöpfungszuständen, bedingt durch eine schwache Herzleistung, ist Kalium carbonicum. Es kräftigt das Herz, sodass das Herz wieder ruhig und gleichmäßig schlägt. Gerade in den Nachtstunden auftretende Beschwerden bringt es rasch zum Abklingen. Darüber hinaus kam unser SCHÜSSLER-Salz Nr. 2 Calcium phosphoricum D6 (das Regenerationsmittel!) zum Einsatz, und zwar mit 3-mal 1 Tablette. Auch leistet die Nr. 7 Magnesium phosphoricum D6 gute Dienste, wenn es darum geht, Erkrankungen der Muskulatur zu heilen. Es hat eine ausgleichende und entkrampfende Wirkung auf die Muskulatur und somit auch auf den Herzmuskel (3-mal 1 Tbl.). Nach weniger als 3 Wochen stellte sich JULIA wieder bei mir vor und berichtete, dass ihr Herz fast seine volle Leistungskraft zurückerlangt hatte. Auch traten die starken Herzsensationen wie Pochen bei der geringsten Anstrengung weit weniger auf. Sie konnte auch wieder ohne große Einschränkungen am Sportunterricht teilnehmen. Ich ermahnte sie jedoch, sich mindestens noch weitere 6 Wochen zu schonen, denn ein Herzmuskel benötigt schon eine geraume Zeit, bis er restlos ausgeheilt ist. Aber mit diesen aus der Naturheilkunde stammen den Mitteln hatten wir es nach 8 Wochen konsequenter Anwendung geschafft, dass die Herzmuskelentzündung und das daraus resultierende Krankheitsbild bei JULIA restlos verschwunden waren.

GESUND UND FIT DURCH DAS GANZE JAHR **MIT SCHÜSSLER-SALZEN**

DREI ENTZÜNDUNGSSTADIEN

JAHR FÜR JAHR STEHT DER WINTER VOR DER TÜR. Mit ihm gesellen sich neue Viren als Erreger unter die Erdenbewohner. Ob Hongkong-Grippe oder Taiga-Fluch, die Zeit mit Stürmen und nasskalten Tagen steht uns allen immer wieder bevor. Da kann sich leicht eine Erkältung einstellen und wir müssen gewappnet sein.

Dr. SCHÜSSLERS langjährige Erfahrung lehrte ihn, dass es im lebenden Organismus drei Entzündungszustände gibt, und dabei ist es egal, ob die Entzündung sich im Kopf, in der Brust, im Bauch oder an Armen und Beinen abspielt. Man muss durch exakte Beobachtung des Erkrankten die richtigen Symptome erkennen und sie dem Mittelbild des entsprechenden SCHÜSSLER-Salzes zuordnen.

DAS 1. ENTZÜNDUNGSSTADIUM ist charakterisiert durch eine trockene Schwellung ohne Sekretion; das wäre z. B. ein banaler Sonnenbrand der Haut, eine Schnittverletzung oder der Anfang eines Schnupfens. Auf der Zunge findet sich kein Belag, sie ist rein. Hier ist die Nr. 3 Ferrum phosphoricum D12 angezeigt.

Gelingt es dem Organismus nicht, die Erkrankung in ihrer Ausbreitung zu stoppen, so führt dies unwillkürlich zum 2. Entzündungsstadium, welches einhergeht mit weißen, weißgrauen oder weiß-schleimigen zähflüssigen Absonderungen. Hierzu zählt man eine Mandelentzündung oder eine Bronchitis. Häufig findet sich im Antlitz des betroffenen Menschen ein blasser Teint. Aber auch alle Verletzungen, Prellungen und Schwellungen, welche das 1. Entzündungsstadium ungehindert durchlaufen haben, zählt der Fachmann hierzu. Das nun angezeigte SCHÜSSLER-Salz ist die Nr. 4 Kalium chloratum D6.

Falls der Organismus selbstständig keine Heilung erzielen kann, rutscht er automatisch in den 3. Entzündungszustand. Dieser zeichnet sich aus durch gelb-schleimige Absonderungen, z. B. in Form eines gelben schleimigen Stockschnupfens, beim Rachen- oder Bronchialkatarrh oftmals mit gelbem Eiterauswurf, oder er zeigt sich mit einer Entzündung der Leber. Im chronischen Zustand findet sich häufig auch ein gelbes Hautkolorit. Die Zunge ist gelb belegt und als Heilmittel steht die Nr. 6 Kalium sulfuricum D6 dafür zur Verfügung.

Aus dem Erscheinungsbild des Zungenbelages kann oft der Entzündungszustand des Körpers abgelesen werden. (Erinnern Sie sich: Früher musste man beim Arzt als Erstes die Zunge zeigen!) Sinnvoll ist daher die Begutachtung am frühen Morgen nach einer Nahrungskarenz von 6 bis 8 Stunden, also noch vor dem Frühstück.

PROPHYLAXE HEISST DIE DEVISE

NOCH BEVOR SICH EINE ERKÄLTUNG im eigenen Körper manifestiert und unser Körper mit den Erregern in Form eines Schnupfens oder eines Hustens kämpfen muss, können die körpereigenen Abwehrzellen durch Nr. 10 Natrium sulfuricum D6 aktiviert werden. Dieses Mittel befähigt unseren Organismus, gezielt auf die Angriffe von Bakterien und Grippeviren zu reagieren. 3–4-mal 1 Gabe (= 1 Tablette oder 5 Tropfen oder 5 Globuli) am Tag langsam auf der Zunge zergehen zu lassen hilft oftmals, die ganze Winterzeit unbeschadet zu überstehen. Damit haben wir eine echte Alternative zur umstrittenen Grippeschutzimpfung.

Die Nr. 10 ist potenziertes Glaubersalz. Reines Glaubersalz wird verwendet, um den Darm zu reinigen, vornehmlich zu Beginn einer Fastenkur. Durch die Kraftentfaltung des Potenzierungsvorganges nach den Regeln der homöopathischen Arzneimittelzubereitung haben wir in der Nr. 10 ein Reinigungsmittel für alle Zellen unseres Organismus. Es putzt uns durch und gibt uns das nötige Potenzial, um die Winterzeit gut zu überstehen.

SCHNUPFEN

WAR DAS KÖRPEREIGENE POTENZIAL doch geschwächter als gedacht, manifestieren sich die Schnupfenviren und breiten sich aus. Die Nase beginnt zu laufen und der körperliche Allgemeinzustand verschlechtert sich. Jetzt muss sofort die Nr. 3 Ferrum phosphoricum D12 zum Einsatz kommen, vorausgesetzt, die Zunge ist rein! Am besten alle 15 Minuten 1 Gabe. Schon nach kurzer Zeit hört die Nase auf zu laufen, die Schleimhaut schwillt ab und der Kopf fühlt sich klarer an als zuvor. Nun kann die Einnahme auf 1 Gabe in 2–3 Stunden reduziert werden. Das behält man noch für 1–2 Tage bei, um den Organismus zu stabilisieren. Alternativ ist bei starkem Fließschnupfen, ebenso bei reiner Zunge, an die Nr. 8 Natrium chloratum D6 zu denken.

FIEBER – FEUER DER VERTEIDIGUNG

WENN UNSER KÖRPEREIGENES ABWEHRSYSTEM mit den herkömmlichen Maßnahmen es nicht erreicht, den Erreger einer Infektionskrankheit zu besiegen, so hat es die Möglichkeit, die Temperatur zu erhöhen. Dies geschieht in Form des Fiebers. Temperaturen unter 39° C weisen auf die Nr. 3 Ferrum phosphoricum D12 hin. Denn für einen anfänglichen Entzündungsprozess ist es wichtig, dass das körpereigene Eisen aktiviert wird.

Das hat SCHÜSSLER richtig erkannt und die Potenz für die Nr. 3 auch in der D12 gewählt. Das ist eine Verreibungsstufe des Eisens in einer Verdünnung von 1:1 Billion (eine 1 mit 12 Nullen). Würde man pures Eisen in diesem Stadium geben, so käme es unmittelbar zu einer Verschlimmerung (schulmedizinische Eisentabletten sind deshalb bei einer Entzündung kontraindiziert)! Im akuten Stadium ist eine stündliche Gabe angezeigt. Je heftiger der Verlauf, desto häufiger muss ein biochemischer Reiz gegeben werden.

D. h. eine Wiederholung alle 15 bis alle 5 min. Tritt eine Besserung ein, verlängert man die Einnahmezeiten.

Steigt das Fieber über 39° C, muss das Mittel gewechselt werden. Jetzt ist die Nr. 5 Kalium phosphoricum D6 indiziert. Der Patient gibt an, dass alle Anstrengungen die Beschwerden verschlimmern, wohingegen eine mäßige Bewegung bessert. Die Nr. 5 ist unser inneres Antibiotikum. Es ist dann angezeigt, wenn sich ein Kräfteverfall bei Infektionskrankheiten zeigt. Ebenso zeigen sich nicht selten übel riechende Absonderungen oder ein Mundgeruch, vergesellschaftet mit einem senffarbenen Zungenbelag. Auch können Nervenschmerzen (Neuralgien oder Zahnschmerzen) vorhanden sein. Angstgefühl und Herzklopfen treten in Erscheinung und beherrschen die Situation. Nicht selten klagen die betroffenen Menschen über Rückenschmerzen, bevorzugt im Lendenwirbelbereich.

Bei richtiger Mittelwahl normalisiert sich der körperliche Zustand und das Fieber geht von alleine weg.

HEXENSCHUSS UND EINSCHIESSENDE SCHMERZEN

SIND DIE TYPISCHEN DURCHNÄSSUNGEN Ursache für die Erkältung und zeigt sich gleichzeitig noch ein Hexenschuss oder klagt der Betroffene über reißende, schießende, stechende oder krampfartige Schmerzen, so deutet das alles auf eine Störung im Magnesiumhaushalt hin. Nr. 7 Magnesium phosphoricum D6 ist nun angezeigt, am besten in Form der »heißen Sieben«. Dazu löst man 10 Tabletten / 20 Tropfen / 20 Globuli Nr. 7 in einer Tasse heißem Tee auf, rührt mit einem Holzlöffel um und trinkt diese innerhalb von 15 min. schluckweise aus. Dabei sollte man darauf achten, die Schlucke im Mund gut einzuspeicheln (direkte Informationsaufnahme über die Mundschleimhaut), ggf. mehrmals wiederholen. Wärme und Gegendruck bessern die Beschwerden, Kälte verschlimmert! Besonders ein Krampfhusten lässt sich damit leicht beeinflussen.

LIEGT JEDOCH EIN FLIESSSCHNUPFEN mit reichlichen wässrigen Absonderungen vor und zeigen sich an den Lippen Herpesbläschen, so ist Nr. 8 Natrium chloratum D6 sinnvoll. Bitte beachten Sie: Falls sich die Herpesbläschen direkt auf dem Lippenrot zeigen, sollte man eher zur Nr. 4 Kalium chloratum D6 greifen. Oftmals hat der Patient noch einen Magen-Darm-Katarrh mit wässrigem Durchfall. Jetzt benötigt man nur noch die Analyse des Zungenbelages (weiß deutet auf die Nr. 4 Kalium chloratum D6, gelb auf die Nr. 6 Kalium sulfuricum D6, schleimig-klar mit Bläschen am Zungenrand auf die Nr. 8 Natrium chloratum D6 hin) und die entsprechenden Modalitäten: Wärme bessert oder kühle, frische Luft bessert, so können Sie leicht das richtige Zellsalz auswählen (siehe Charakteristiken der biochemischen Mittel Seite 34–70). Keine Sorge bei einer bestehenden Rippenfellentzündung. Auch diese kann mit den SCHÜSSLER-Salzen ausgeheilt werden. Wenn der Kranke äußert, dass trockene Wärme oder auch frische kühle Luft bessert und er sehr durstig ist und ein Verlangen nach Gesalzenem hat, so ist die Nr. 8 Natrium chloratum D6 sein Heilmittel.

FEUCHT-KALTES WETTER VERSCHLIMMERT

STEHEN ERKRANKUNGEN des Urogenitaltraktes im Vordergrund oder eine Entzündung der Gallenblase, so haben wir einen deutlichen Hinweis auf die Nr. 9 Natrium phosphoricum

D6, wenn sich parallel dazu ein weißlicher, weißgelber Zungenbelag findet und Nässe die Beschwerden verschlimmert. Aber nicht nur das: Selbst Bindehautentzündungen der Augen wie auch Mandel- und Rachenentzündungen werden durch die Nr. 9 geheilt, vorausgesetzt, die Krankheitszeichen stimmen mit dem Heilmittel überein. Die Nr. 9 ist ebenso ein wunderbares Heilmittel, wenn es um Magenschleimhautentzündungen, chronische Schleimbeutelentzündungen an den Knien, z. B. beim Fliesenleger, geht oder ältere Menschen von Rheuma und Gicht geplagt werden, welche sich stets im Herbst verschlechtern.

KOPFSCHMERZEN UND STIRNHÖHLENENTZÜNDUNG

KANN DER ZÄHE SCHLEIM in den Stirn- und/oder Kieferhöhlen nicht abfließen, so kommt es zur Druckerhöhung in diesen Hohlraumsystemen, was zu dem typischen Grippekopfschmerz führt. Man hat das Gefühl, als wolle der ganze Schädel zerspringen. Jetzt ist der Betroffene geneigt, rasch Linderung zu erfahren, und greift ganz unkonventionell zur Schmerztablette. Damit lassen sich die Schmerzen erträglicher machen. Sicher zur Ausheilung führt uns die Nr. 4 Kalium chloratum D6, indem sie den Schleim verflüssigt und abfließen lässt. Es kommt zur Druckentlastung, der Schmerz bleibt von alleine aus und die Regenerati onskraft des Organismus wird zudem angefacht. Der Leser erkennt sicherlich den großen Unterschied zur Schulmedizin. Mit der biochemischen Heilweise nach Dr. SCHÜSSLER wird das Milieu im Organismus geändert und dadurch den Erregern schlicht und einfach der Nährboden entzogen. Und dabei ist es völlig egal, welche Krankheiten vorliegen. Ob Husten, Schnupfen, Heiserkeit, Halsschmerzen, Bronchitis oder Lungenentzündung, Kinderkrankheiten mit oder ohne Ohrenbeteiligung, ob akut oder schon über Wochen persistierend: Die Krankheitssymptome müssen mit den SCHÜSSLER-Salzen übereinstimmen. Gibt der Erkrankte uns die Hinweise, weiß belegte Zunge und Wärmeverlangen sowie eine Abneigung gegen fette Kost, z. B. beim Gallepatienten, so findet sich als das am besten passende SCHÜSSLER-Heilmittel die Nr. 4 Kalium chloratum D6.

HUSTEN IST NICHT GLEICH HUSTEN

AUCH BEIM HUSTEN MÜSSEN WIR genau beobachten und mit den Mittelbeschreibungen die gefundenen Symptome vergleichen. Sie werden sicherlich am Anfang noch etwas unsicher sein, aber nachdem Sie schon die ersten Erfolge verbuchen durften, gehen die Beobachtung und die Auswahl viel zügiger. Ein bellender Husten lässt sich mit der Nr. 2 Calcium phosphoricum D6 kurieren. Der am Abend verstärkt auftretende Husten, oftmals sogar schon über Wochen und Monate bestehend, benötigt die Nr. 6 Kalium sulfuricum D6 zum Ausheilen. Ganz besonders sollten Sie achtgeben, wenn sich im Falle eines chronischen Leidens über lange Zeit keine Besserung einstellen sollte. Entweder ist das gewählte Mittel falsch oder Sie haben etwas übersehen. Bei der Nr. 6 sollte noch ein kleiner Tipp angefügt werden. Wenn die Nr. 6 eine Besserung zwar bewirkt, aber noch keine Heilung, so denken Sie an die Nr. 10 Natrium sulfuricum D6. Bei beiden handelt es sich um Schwefelverbindungen. Die Nr. 10 wird die Heilung vollenden, vornehmlich beim Asthma mit gelbem Auswurf oder beim chronischen Bronchialkatarrh. Silicea D12, die Nr. 11 in unserer biochemischen Hausapotheke, sollte dann zum Zuge kommen, wenn beim Husten ein Kitzelgefühl im Hals auftritt. Ebenso kann dieser Silicea-Husten durch das Sprechen oder Trinken ausgelöst werden. Häufig ist dieser Husten wundmachend. Ist der Husten tro cken, so fällt die Wahl auf die Nr. 8 Natrium chloratum D6

SOMMER, SONNE, SONNENBRAND

IMMER WIEDER KANN UNS ein Sonnenbrand erwischen. Dann sollte das SCHÜSSLER-Salz Nr. 3 Ferrum phosphoricum D12 parat sein. Innerlich nimmt man anfangs alle 10–15 min. 1 Tablette direkt auf die Zunge und schmiert die Salbe Nr. 3 messerrückendick auf die betroffenen Areale. Tritt eine Besserung auf, dann erweitert man die Abstände. Ich konnte bei meinen Patienten mit dieser einfachen Maßnahme innerhalb weniger Stunden eine Besserung erzielen und mitunter verschwand die Rötung über Nacht vollständig. Vor allem linderte die Nr. 3 Ferrum phosphoricum innerhalb weniger Stunden auch die Schmerzen, was viele Patienten als sehr angenehm beschrieben haben, da sie auf chemische Schmerzmittel verzichten konnten. Statt Ibuprofen oder Diclofenac schätzen meine Patienten Curcumin in Kapseln oder flüssig als probates Schmerzmittel.

AKUTE BLASENENTZÜNDUNG

MANCHER SCHWIMMBADBESUCH oder das Sitzen auf kalten Steinen endet mit einer heftigen Blasenentzündung. Gleich zu Beginn gibt man die beiden SCHÜSSLER-Salze Nr. 3 Ferrum phosphoricum D12 und Nr. 4 Kalium chloratum D6 im 10-minütigen Wechsel. Tritt eine Besserung ein, so werden die Gaben im größeren Abstand verabreicht. Zeigt sich Fieber über 39° C, wird die Nr. 3 Ferrum phosphoricum D6 durch die Nr. 5 Kalium phosphoricum D6 ersetzt. Bitte zögern Sie nicht zu lange und holen Sie ärztlichen Rat ein! Findet sich ein dicker gelber Zungenbelag, so gibt man die Nr. 5 Kalium phosphoricum D6 und Nr. 6 Kalium sulfuricum D6 in Kombination, und zwar so lange, bis der gelbe Zungenbelag restlos verschwunden ist. Zeigt sich im Antlitz eine gewisse Rötung, so wäre auch die Nr. 9 Natrium phosphoricum D6 in die Mittelwahl einzubeziehen. Denn die Nr. 6 Kalium sulfuricum entspricht eher einem gelblichen Teint im Gesicht und die Nr. 9 Natrium phosphoricum einem roten.

AKUTE MAGEN-DARM-ERKRANKUNG

EINE ERKRANKUNG DES VERDAUUNGSTRAKTES kann sehr unterschiedlich in Erscheinung treten, und dann ist oftmals guter Rat teuer. Neben den im Stichwortverzeichnis aufgeführten Mitteln lassen sich die Beschwerden meistens anhand der Schmerzen ziemlich gut behandeln. Sind es krampfende Schmerzen, welche plötzlich und blitzartig auftreten, so denken wir sofort an die Nr. 7 Magnesium phosphoricum D6. Dieses Mittel wird bevorzugt als »heiße 7« angewendet. Dazu werden 5–10 Tabletten Nr. 7 Magnesium phosphoricum D6 in warmem Tee aufgelöst. Empfehlenswert ist Melissen-Tee, da dieser zusätzlich eine entspannende Wirkung hat. Sehr bewährt hat sich auch die Salbe Nr. 7 Magnesium phosphoricum, auf den Bauch aufgebracht.

Ein brennender Schmerz lässt sich gerne mit der Nr. 8 Natrium chloratum D6 vertreiben, und wer unter Magenschmerzen mit Sodbrennen leidet, sollte die Zunge als weiteres Diagnostikum nützen. Ein kurzer Blick in den Spiegel hilft weiter. Bei einem weißen Belag wählt man die Nr. 4 Kalium chloratum D6 und bei einem gelben Belag die Nr. 6 Kalium sulfuricum D6. Siehe unter dem Stichwort Magenschleimhautentzündung bzw. Magenschmerzen nach.

Leidet der Patient unter einem Erbrechen mit durchsichtigem Schleim, so gebe man ihm die Nr. 8 Natrium chloratum D6, ebenso bei einem schäumenden Erbrechen. Ist das Erbrochene wie Wasser, wäre eher an die Nr. 3 Ferrum phosphoricum D12 zu denken.

Zeigt sich ein grüngelber Durchfall, so wähle man die Nr. 10 Natrium sulfuricum D6, und wer unter einer Verstopfung leidet, hat meistens durch die Nr. 7 Magnesium phosphoricum D6 sowohl innerlich als auch äußerlich zügig eine Besserung erzielen können. Achten Sie auch auf eine ballaststoffreiche Kost mit viel Gemüse und faserreichen Nahrungsmitteln.

Äußerst bewährt hat sich bei den Mayr-Ärzten, Akazienfasern in den Speiseplan aufzunehmen. Zweimal 1 oder 2 Esslöffel geschnittene Fasern täglich in Wasser quellen lassen helfen, die Darmtätigkeit neben weiteren Maßnahmen anzuregen.

BURN-OUT-ZUSTAND

VIELE DINGE KÖNNEN HEUTE DAZU FÜHREN, einen Burn-out zu bekommen. Wir haben hier einen Zustand tiefer emotionaler, körperlicher und geistiger Erschöpfung.

Diese Menschen können sich schlechter oder gar nicht mehr konzentrieren und haben häufig den Halt verloren. Im weiteren Verlauf der Krankheit fehlt ihnen die Energie für die Arbeit oder ihr Privatleben. Viele berichten mir im Praxisalltag von solchen Überlastungszuständen auch nach Infektionskrankheiten, operativen Eingriffen oder Stress im Alltag. In den letzten Jahren trat auch nach einer COVID-Erkrankung bei einigen Patienten solch ein Zustand völliger Erschöpfung auf. Hier wende ich in ebenso bewährter Art und Weise Kalium phosphoricum an, jedoch nicht in der Potenzstufe D6, sondern als dritte LM an, das ist die dritte Q-Potenz, oder anders ausgedrückt, die dritte Stufe in der 50.000 Potenzreihe. In jeder Apotheke gibt es diese Arznei zu kaufen. Ich empfehle meinen Patienten, diese in einem 10 Milliliter-Fläschchen zu erwerben. Davon nimmt man zu Beginn morgens und abends 5 Tropfen ein, bis das Fläschchen leer ist. Bei Bedarf oder in Krisenzeiten im Alltag, wenn man sich nicht besonders wohlfühlt, können nochmals 5 Tropfen in ein Glas mit stillem Wasser gegeben werden. Man rührt um und nimmt davon alle Viertel- bis Halbestunde ein Schlückchen.

Der Praxisalltag zeigt mir, dass sich die schwersten Fälle von Burn-out oder schwersten Schwächezustände von COVID mit Kalium phosphoricum 3. LM innerhalb weniger Wochen positiv entwickelt haben. Wenn das Fläschchen 3. LM leer ist, geht es mit der Potenzstufe 4. LM weiter. Davon nimmt man nur noch abends 5 Tropfen, außer in Krisenzeiten, s. o. Ist nach Einnahme der 4. Potenzstufe der Patient noch nicht vollständig genesen, so folgt die 5., 6. und weitere Potenzstufen, bis der Schwächezustand verschwunden ist. Und denken Sie daran: in Krisenzeiten aus der Flasche 5 Tropfen in ein Glas mit stillem Wasser geben und daraus alle Viertel- Halbestunde ein Schlückchen davon einzunehmen. Vor der Einnahme ist es sinnvoll, mit einem Plastiklöffel das Glas kräftig umzurühren Droht das Glas leer zu werden, gießt man frisches Wasser hinzu, ohne weitere Arznei hineinzutun. Auf diese Weise konnte ich schon sehr vielen Menschen helfen, ihren Brain Fog (Gehirnnebel) zu vertreiben und ihre innere Stabilität und Kraft zurückzugewinnen. In den allermeisten Fällen führt dies zur Besserung und letzten Endes zur Heilung. Doch Patient und Therapeut brauchen genug Geduld und Ausdauer – und daran scheitert es im Alltag leider oft.

SCHMERZEN

EINEN KLEINEN HINWEIS will ich Ihnen bei Schmerzen geben. Schmerzen sind ein Warnsignal des Körpers. Daher sollen sie Beachtung finden und vom Arzt abgeklärt werden. Zeigt sich keine akute Gefahr, so können die SCHÜSSLER-Salze getrost Anwendung finden. Im Stichwortverzeichnis finden Sie die unterschiedlichsten Schmerzen aufgelistet. Wenn Sie diese mit den Rubriken »Beschwerden besser« oder »Beschwerden schlimmer« kombinieren, lässt sich im Alltag zügig das richtige Mittel bestimmen. Falls nicht, finden sich zwei oder drei Mittel, die es nun anhand der Arzneimittelbeschreibung gegeneinander abzuwägen gilt. Beispiel: Bei einem Ellenbogenschmerz haben wir einen einschießenden Schmerz, welcher bei Druck besser wird. Das Mittel ist Magnesium phosphoricum D6. Rubrik: Schmerz schießend – 7 und Beschwerden besser, durch Gegendruck – 7

Sie sehen, wie einfach die biochemische Heilweise nach Dr. SCHÜSSLER in der Mittelwahl sein kann.

Ich wünsche Ihnen damit viel Erfolg!

DOSIERUNG
UND NEBENWIRKUNGEN

IN APOTHEKEN SIND DIE BIOCHEMISCHEN Mineralsalze nach Dr. SCHÜSSLER in potenzierter Form als Tabletten, Tropfen oder Globuli erhältlich, in manchen biochemischen Vereinen können die biochemischen Mineralsalze nur in Salben form erworben werden. Eine Gabe ist 1 Tablette = 5 Tropfen = 5 Globuli (= Körnchen). Im akuten Zustand nimmt man ein- bis zweistündlich eine Gabe. Die Abstände können, falls geboten, auch verringert werden: halb- bis viertelstündlich bzw. alle 5 min. eine Gabe, bis eine deutliche Besserung eintritt. Bei chronischen Krankheiten, z. B. chronischem Husten, nimmt man in der Regel 3–4-mal 1 Gabe, stets vor dem Essen.

Man sollte am besten nur ein biochemisches Mittel einnehmen. In seltenen Fällen oder bei einem sehr akuten Geschehen sind auch zwei Mittel in Wechselgaben denkbar. Mit den Nr. 3, 7 und 11 lassen sich alle kombinieren. Nur sollte beachtet werden, dass Kalium, Natrium und Calcium Gegenspieler sind und daher sinnvollerweise nur in täglicher Folge (nicht am selben Tag) verabreicht werden sollten.

Nebenwirkungen sind beim bestimmungsgemäßen Gebrauch keine bekannt. Nimmt man jedoch zu viele Tabletten ein, so kann sich der darin enthaltene Milchzucker leicht abführend auswirken. Milchzuckerallergiker können jedoch auf alle Fälle auf die flüssige Form, welche als homöopathisches Mittel nur in Apotheken erhältlich ist, zurückgreifen. Die Dosierung ist gleich.

BEI DER GANZEN BETRACHTUNG ist nicht der auslösende Erreger wichtig, sondern wie die Erkrankung beim Einzelnen in Erscheinung tritt (der große Unterschied zur schulmedizinischen Vorgehensweise). Es ist empfehlenswert, sich die praktische biochemische Hausapotheke anzuschaffen, denn unverhofft kommt oft, und zwar am Abend oder am Wochenende, und dann sollte man gerüstet sein. Ich wünsche Ihnen eine schöne Winterzeit ohne Probleme mit der bewährten biochemischen Heilweise nach Dr. SCHÜSSLER.

IST DIE HOCHDOSIERUNG VON SCHÜSSLER-SALZEN SINNVOLL?

ALS VORSITZENDER EINES ORTSVEREINES, als Biochemie-Arbeitskreisleiter und als Buchautor werde ich von Mitgliedern und interessierten Laien immer wieder zur Dosierung von Dr. SCHÜSSLERS Biochemie-Tabletten befragt. Meine Antworten versuche ich hier zu begründen und stelle sie der Leserschaft zur Diskussion.

Lassen wir vorneweg den Begründer selbst zu Wort kommen: »Die oben genannten Mittel wende ich durchschnittlich in der 6. Verreibung an. In acuten Fällen gebe ich alle 2 Stunden, in chronischen Fällen 2–3 mal täglich eine Gabe in Wasserlösung.« (Dr. SCHÜSSLER: *Eine abgekürzte Therapie*, Olden- burg 1874; aus: *Weg zur Gesundheit*, 71. Jahrgang März/April 1975 Nr. 2 Sonderausgabe.) Man kann hier schon einmal erwähnen, dass eine Gabe 1 Tablette ist. D. h., bei einem 24-Stundentag gab SCHÜSSLER genau 12 Tabletten eines Mineralsalzes im akuten Zustand.

»Wendet man sie zu Heilzwecken als FUNCTIONSMITTEL an, so müssen sie in kleinen Gaben gereicht werden. Für die Cellular- und Molekulartherapie ergiebt sich die Nothwendigkeit der Verreibung kleiner Gaben aus dem, was Professor VIRCHOW in seiner Cellularpathologie von den Functionen der Gewebe, insbesondere von den unsichtbaren electrischen Molekeln des Nervengewebes sagt.«

Betrachten wir einmal die Konzentration 1 Tablette Nr. 3 Ferrum phosphoricum D12 = 1 : 10 hoch 12. Der Gehalt dieser 250-mg-Tablette an Eisen beträgt also ein Zehnbillionstel Gramm oder, anders ausgedrückt, 0,1 pg Eisen (pg = Pikogramm, das ist ein Billionstel Gramm), wenn man berücksichtigt, dass das Ferrum phosphoricum ca. 40 % Eisen enthält.

Mit anderen Worten: Der Gehalt an 1 g Eisen findet sich wieder in 10 Billionen Tabletten mit der Bezeichnung Ferrum phosphoricum D12. Möchte man sich diesen Sachverhalt einmal näher vergegenwärtigen, so stellt sich die Frage: Wie viel wiegen 10 Billionen Tabletten Nr. 3 Ferrum phosphoricum D 12? Dazu muss man nur 10 Billionen mit 250 mg multiplizieren und in kg umrechnen: Das sind 2.500.000.000 kg oder 2.500.000 Tonnen, also 2,5 Millionen Tonnen. Können Sie sich diesen Tablettenberg überhaupt vorstellen? Gehen wir davon aus, dass ein LKW 30 Tonnen als Ladung transportieren kann, so sind 83.334 LKWs notwendig, um alle Ferrum-phosphoricum-D12-Tabletten zu transportieren (wen es interessiert, wie lange der LKW-Konvoi sein würde, darf es gerne ausrechnen). Sie erinnern sich: Der wahre Gehalt der Ladung beträgt jedoch nur 1 Gramm Eisen. Der Rest besteht aus Milchzucker und Tablettenstabilisatoren.

EISEN IM MENSCHLICHEN ORGANISMUS

WENN NUN DER LESER sich darüber kundig macht, wie viel Gramm Eisen der menschliche Organismus hat, so findet er z. B. im HEROLD *Innere Medizin* 2000 den Hinweis: Ein 70 kg schwerer Mann hat etwa 3,5 g Eisen. Eine 60 kg schwere Frau besitzt etwa 2,1 g Eisen. Der tägliche Eisenverlust liegt beim Mann bei 1 mg, bei der menstruierenden Frau bei 2 mg und bei der Schwangeren bei 3 mg.

Für alle Rechenkünstler zur Erinnerung: 1 mg ist 1 Milliarde pg. Und der Eisengehalt 1 Tablette beträgt 0,1 pg. 30 Tabletten haben 3 pg und 50 Tabletten haben 5 pg Eisen.

Lesen Sie z. B. als Empfehlung bei einer Zerrung oder Verdrehung folgende SCHÜSSLER-Dosierung: Nr. 1 Calcium fluoratum (D12!) 20 Tabletten/Tag; Nr. 2 Calcium phosphoricum (D6) 10 Tabletten/Tag; Nr. 3 Ferrum phosphoricum (D12!) 30–50 Tabletten/Tag; Nr. 5 Kalium phosphoricum (D6) 10–20 Tabletten/Tag; Nr. 8 Natrium chloratum (D6) 10–20 Tabletten/Tag und Nr. 11 Silicea (D12) 10–20 Tabletten/Tag, das sind bis zu 140 Tabletten/Tag, so sollten Sie spätestens jetzt ins Grübeln kommen, ob es noch im Sinne SCHÜSSLERS ist, diese Empfehlung so durchzuführen (D-Potenzen der klassischen Biochemie nach Dr. SCHÜSSLER vom Autor ergänzt).

Aus dem oben Gesagten geht klar hervor, dass, wenn pro Tag mindestens 1 mg Eisen verloren geht, es wenig Sinn macht, 0,1 pg oder 3 pg oder gar 5 pg Eisen in Tablettenform dem Organismus zuzuführen. Selbst in 50 Tabletten Nr. 3 Ferrum phosphoricum D12 sind nur 5 pg Eisen enthalten. Es fehlten dann immer noch 999.999.995 pg Eisen (das wären 9.999.999.950 Tabletten)! Daher muss die Wirkung der SCHÜSSLER-Salze auf einer ganz anderen Ebene zu suchen sein.

SUPPLEMENTWIRKUNG, NICHT SUBSTITUTION

ES KANN SICH BEI DER VERABREICHUNG von SCHÜSSLER-Mineralsalz-Tabletten nicht um eine Substitution (= Auffüllung des fehlenden Stoffes) handeln, sondern lediglich um eine supplementartige Wirkung, also die Ergänzung jener fehlenden Moleküle innerhalb oder außerhalb der einzelnen Körperzelle durch regulative Maßnahmen in Form eines biochemischen Signals in einer D-Potenz! Wir fügen keine Mineralien dem kranken Organismus hinzu, sondern wir bewirken im Organismus eine ordnungsgemäße, sprich physiologische Verteilung der gelösten Mineralstoffe. Jede Zelle, so wissen wir heute, ist von einer Zellmembran umgeben, und diese Membran hat spezifisch für jedes Mineralsalz Durchtrittspforten, die sog. Ionenkanäle.

Bekannt ist, dass die Kalium-, Natrium- und Calcium-Mineralien in gelöster Form (= Ionen) innerhalb und außerhalb der Zellen vorkommen. Der Durchtritt durch die Zellwand erfolgt, wie gesagt, über Ionenkanäle, die von Regelmechanismen gesteuert werden. Wie und in welcher Weise dies abzulaufen hat, weiß jede Körperzelle selbst. Ein ungeheuerlich kompliziertes System. Diese Ionenkanäle haben zur besseren Steuerung drehtürähnliche Elemente.

DIES FÜHRE ICH NUR ZUM bildlichen Verständnis für den Laien an. Solche Drehtüren kennen wir alle vom Grandhotel. Wenn solch eine Tür eingerostet ist, kommt kein Gast mehr ins Hotel rein noch raus. Nun ist guter Rat teuer. Was würden Sie anstelle des Hoteldirektors machen? Die Scheibe einschlagen?

Das wäre die brachiale Methode (vergleichbar der invasiven chirurgischen Therapie). Die elegante Art und Weise wäre die des Hausmeisters mit der Ölkanne. Ein paar Tropfen auf die Achse reichen aus und die große Tür ist wieder gangbar. Und im übertragenen Sinne gilt das Gleiche auch für diese Ionenkanäle. Das »Öl« ist das entsprechend spezifisch gewählte SCHÜSSLER-Salz. Die Mineralien können nun wieder ungestört die Zellwand passieren und ein physiologisches Gleichgewicht stellt sich ein. Die Heilung ist vollbracht!

Sucht man z. B. für die Eisenaufnahme aus dem Dünndarm nach bewiesenen Mechanismen in der Fachliteratur, so findet sich im Taschenatlas der Physiologie von SILBERNAGL/DESPOPOULUS der Hinweis, dass es sich bei der zellulären Eisenaufnahme um eine rezeptorvermittelte Endozytose handelt, also Eisen wird an der Zellwand in membranumschlossene Bläschen verpackt (= Einschleusen aus dem Darmlumen in die Darmschleimhaut und dann weiter ins Blutgefäßsystem) – ein Vorgang, der durch Signalzellen vermittelt wird. Nun stellt sich die Hypothese: Wirken unsere Ferrum-phosphoricum-D12-Tabletten als Signal auslösendes Agens an diesen Rezeptoren (signalaufnehmende Stellen an Zellen)? Diese Frage wird wohl erst in später Zukunft zu beantworten sein. Im Moment lässt sie sich noch nicht beantworten. Aber es wird dem aufmerksamen Leser klar, dass wir mit den potenzierten SCHÜSSLER-Salzen keinen Mangel im Organismus dergestalt ausgleichen, dass wir Mineralstoffe in den Organismus einbringen, sondern dass wir die im Körper befindlichen Mineralien dazu anregen, sich an die richtige Position im Organismus zu begeben.

AMPELN ALS SIGNALANLAGEN

WOMIT LÄSST SICH DIESER SACHVERHALT gut vergleichen? Als Fußgänger oder Autofahrer kennen Sie sicherlich auch Verkehrsampeln. Die dort leuchtenden Lichter (rot-gelb-grün) sind nichts anderes als Signale. Jeder von uns kann sie gut interpretieren. Rot heißt für den Fußgänger, an der Bordsteinkante anzuhalten, bei grün darf er gehen. Ebenso muss der Autofahrer bei Rot die Bremse betätigen und bei Grün das Gaspedal. Gelb bedeutet Achtung! Was jedoch würden Sie tun, wenn an der Ampel plötzlich ein rosa Licht leuchten würde oder gar ein blaues oder braunes? Sie als betroffener Verkehrsteilnehmer wären irritiert. Der Vorsichtige würde sich langsam herantasten, und der etwas Forschere würde sich in keiner Weise davon beeindrucken lassen und Gas geben. Entsprechend diesen Farbsignalen können wir die potenzierten Mineralsalze nach Dr. SCHÜSSLER sehen. Durch diese homöopathische Aufarbeitung sind sie in der Lage, nicht mehr substanziell zu wirken, sondern nur noch als Reiz, sprich als Signal. Dr. SCHÜSSLER wusste zu seiner Zeit noch nichts von den Zellmembranen und den sich darin befindlichen Kanälen oder gar von der rezeptorvermittelten Endozytose. Trotzdem war er ein sehr guter Beobachter und konnte daher ein Regulationsprinzip erkennen, das für viele bis heute verborgen geblieben ist. Er experimentierte mit seinen Zellsalzen und hatte bei richtigem Gebrauch Erfolg; machte er etwas falsch, so blieb die Wirkung, sprich Heilung aus.

FAZIT

DIE KLASSISCHE BIOCHEMISCHE HEILWEISE nach Dr. SCHÜSSLER ist ein Regulationsverfahren, welches durch Verabreichung von potenzierten Mineralstofftabletten, hergestellt nach den Regeln der homöopathischen Arzneimittelzubereitung, sanft auf den Organismus einwirkt. Dabei werden dem kranken Organismus keine Mineralstoffe verabreicht, sondern man versucht, durch den Einsatz potenzierter Substanzen den gestörte Mineralsalzhaushalt innerhalb und außerhalb der Zelle auszugleichen. Das Verabreichen des/der spezifischen Mineralsalze/s hat Signalwirkung. Es ist zu beachten, dass ein Reiz durch Gabe einer Tablette ausgelöst wird. Oftmals sind bis zur endgültigen Heilung mehrere Reize bzw. Signale notwendig. In chronischen Fällen ist die Reiztherapie über Wochen oder Monate sinnvoll, bis eine Stabilisierung des kranken Organismus erfolgt. Es kommt dabei nicht darauf an, einen Reiz, der durch eine Tablette ausgelöst werden kann, durch Verabreichung von 10 Tabletten zum gleichen Zeitpunkt auszulösen. Lösen wir uns im Falle der biochemischen Heilweise nach Dr. SCHÜSSLER endlich von dem materialistisch geprägten Weltbild, so finden wir bei richtiger Anwendung in ihr eine sparsame, sanfte und zugleich effektive Therapieform.

DREI HÄUFIG GESTELLTE FRAGEN

1. Wie schnell wirken die SCHÜSSLER-Salze?

DAZU MÜSSEN WIR UNS ERST EINMAL darüber klar werden, ob es sich bei den vorliegenden Symptomen um akute oder chronische Beschwerden handelt. Sind es akute, wie etwa zu Beginn einer Erkältung, empfiehlt es sich, die Nr. 3 Ferrum phosphoricum D12 stündlich zu nehmen. Die Zunge darf keinen Belag haben, muss sauber sein.

Klagt ein Patient über einen ausgeprägten Fließschnupfen, sodass die Nase den ganzen Tag über tröpfelt, raten wir ihm zur Nr. 8 Natrium chloratum D6. Auch bei Heuschnupfen kann die Kombination (Wechseleinnahme) von Nr. 3 und Nr. 8 Natrium chloratum D6, falls geboten im 10–15 min.Abstand, in kürzester Zeit zu einem schönen Ergebnis führen. Die Nase hört auf zu laufen, das Niesen bleibt aus und die Augen schwellen ab. Manch einer konnte ganz auf sein Cortisonpräparat verzichten.

Beim Blähbauch im Kleinkindalter hilft rasch die Nr. 7 Magnesium hosphoricum D6. Ein bis zwei Tabletten in den Anis-Kümmel-Fenchel-Tee gegeben, wirkt wie ein Katalysator. Auch empfiehlt es sich, das Bäuchlein mit der Salbe Nr. 7 Magnesium phosphoricum mehrmals täglich zu bestreichen. In der Regel sollte spätestens nach 12 Stunden eine deutliche Besserung eingetreten sein oder der Kranke in den berühmten Heilschlaf fallen. Dann gilt es, abzuwarten und gegebenenfalls die Abstände der Gabenhäufigkeit zu vergrößern.

Handelt es sich um ein chronisches Leiden, wie z. B. rissige Hornhaut an der Ferse, so wendet man die Salbe Nr. 1 Calcium fluoratum äußerlich 2-mal täglich an und gibt innerlich morgens und abends 1 Tablette Nr. 1 Calcium fluoratum D12 vor dem Essen über Wochen und Monate, bis die Risse abgeheilt und die Hornhautstellen weich geworden sind.

Nebenbei sollte erwähnt werden, dass alle SCHÜSSLER-Salze auch in der Apotheke in Salbenform erhältlich sind.

Milchzucker-Allergiker verwenden die flüssige Form. Als homöopathische Arzneimittel in alkoholischer Lösung sind alle SCHÜSSLER-Salze in der Apotheke erhältlich. Statt der Nummer schreibt man den Namen mit der entsprechenden D-Potenzangabe (siehe Seite 19f) auf.

2. Gibt es einen Unterschied zwischen den homöopathischen Arzneimitteln und dem SCHÜSSLER-Salz?

DA MÜSSEN WIR GANZ KLAR SAGEN: Das homöopathisch hergestellte Arzneimittel unterscheidet sich in keiner Weise von dem entsprechenden SCHÜSSLER-Salz. Betrachten wir z. B. die Nr. 3 Ferrum phosphoricum, so ist das als homöopathisch registrierte Arzneimittel Ferrum phosphoricum D12 dasselbe wie das SCHÜSSLER-Salz Nr. 3 Ferrum phosphoricum D12. Nur werden die Mittel in der Homöopathie in viel höheren Potenzen verabreicht und daher nach anderen Gesichtspunkten verordnet. SCHÜSSLER-Salze verwendet man in D3 (selten), D6 und D12. Hierbei möchte man die organotrope Ebene des zellulären Organismus ansprechen, mit anderen Worten, positiv auf den direkten Zellstoffwechsel einwirken. In der klassischen homöopathischen Konstitutionsbehandlung werden die Krankheitszeichen nicht nur im Körperlichen, sondern vielmehr im Seelisch-Geistigen zur Mittelwahl berücksichtigt. Daher verabreicht man höhere Potenzen, z. B. D30, welche molekülfrei sind, aber dennoch bei richtiger Wahl Wirkung zeitigen. Was viele nicht wissen, ist, dass die SCHÜSSLER-Salze auch in der Anthroposophischen Medizin eine große Bedeutung haben. Nur heißen sie dort teilweise anderes: Nr. 1 Fluorit; Nr. 2 Apatit; Nr. 3 Vivianit, Nr. 4 Sylvin, Nr. 8 Halit, Nr. 10 Thenardit; Nr. 11 Quarz – die übrigen haben denselben Namen wie bei SCHÜSSLER.

3. Gibt es Anwendungseinschränkungen der SCHÜSSLER-Salze?

IN ÜBER 150 JAHREN, IN WELCHEN die SCHÜSSLER-Salze von Millionen von Menschen weltweit angewendet wurden, konnten bei bestimmungsgemäßem Gebrauch keine Nebenwirkungen oder Wechselwirkungen mit anderen Medikamenten beobachtet werden, noch gibt es Gegenanzeigen. Auch musste keines der Mittel wegen schädigender Wirkung auf die Leibesfrucht vom Markt genommen werden. SCHÜSSLER-Salze können also vom ersten bis zum letzten Lebenstag angewendet werden. Sicherlich sollten Milchzucker-Allergiker die flüssige Darreichungsform wählen. Dabei entspricht 1 Tablette 5 Tropfen oder 5 Globuli (= Rohrzuckerkügelchen).

Falls Sie noch weitere Fragen zu den SCHÜSSLER-Salzen haben sollten, wenden Sie sich bitte an einen SCHÜSSLER-Therapeuten. Der Biochemische Bund Deutschland hält ein aktuelles Therapeuten-Verzeichnis für Interessenten kostenlos bereit. Die Anschrift finden Sie im Nachwort.

SCHÜSSLER-SALZE IN DER KREBSTHERAPIE

IMMER WIEDER KÖNNEN WIR ES im ärztlichen Alltag erleben, dass Patienten nach der Diagnose einer Tumorerkrankung und erfolgter Operation und/oder Strahlen therapie und/oder Chemotherapie uns um Rat fragen, da sie sich nach dieser sehr anstrengenden Therapie müde und schlapp fühlen. Auch besteht nicht selten der Wunsch, etwas zu tun, um das Immunsystem zu kräftigen. So habe ich mich sehr gefreut, als ich in dem Buch eines indischen Arztes namens RAMAKRISHNAN seine Erfahrungen mit den SCHÜSSLER-Salzen bei Krebspatienten lesen durfte. Ich möchte Ihnen dieses nicht vorenthalten und gebe hier seine jahrelangen Erkenntnisse wieder, denn er setzt die sechs nachfolgend genannten SCHÜSSLER-Salze sowohl zur Prophylaxe bei Patienten ein, welche allem Anschein nach nicht mehr an Krebs erkrankt sind, als auch zur Stabilisierung ihres Zustandes in der Krebserkrankung.

RAMAKRISHNAN fand eine Prophylaxewirkung bei

Nr. 1 Calcium fluoratum bei Knochenkrebs
Nr. 3 Ferrum phosphoricum bei Blutkrebs
Nr. 8 Natrium chloratum bei Hautkrebs
Nr. 9 Natrium phosphoricum bei Blasenkrebs
Nr. 10 Natrium sulfuricum bei Bauchspeicheldrüsenkrebs
Nr. 11 Silicea bei Knochenhautkrebs (Periost).

IN DER REGEL WERDEN DIE SALZE in der gewohnten Potenzstufe gegeben. Sinnvoll ist es jedoch, sie in der D6, später auch in der D12 einzusetzen. Wie lange sie gegeben werden, hängt von Art und Schwere der Krebserkrankung ab. Nach RAMAKRISHNANS Erfahrung sind zwei Jahre der Regelfall, obgleich sie auch über eine unbegrenzte Zeit genommen werden können.

Ein Krebsleiden bedeutet nach Dr. SCHÜSSLER die größte Entgleisung des Mineralstoffhaushaltes in den Körperzellen. Zur Unterstützung des Heilbestrebens für den Organismus setzte er die Nr. 7 Magnesium phosphoricum D6, Nr. 11 Silicea D12 und Nr. 1 Calcium fluoratum D12 bevorzugt ein. Auch Nr. 2 Calcium phosphoricum D6, Nr. 5 Kalium phosphoricum D6, Nr. 6 Kalium sulfuricum D6, Nr. 8 Natrium chloratum D6 und Nr. 9 Natrium phosphoricum D6 kamen je nach Lage des einzelnen Falles zur Anwendung.

Daher ist es sinnvoll, zur Unterstützung des Heilbestrebens des Organismus das entsprechende Zellsalz zu verabreichen. Nebenwirkungen und Gegenanzeigen sind bei den Mineralsalzen nicht bekannt; Wechselwirkungen mit chemischen Präparaten ebenso wenig.

REPERTORIUM

HIER FINDEN SIE EINE AUFLISTUNG der Krankheitssymptome in alphabetischer Aufzählung. Die hinter dem jeweiligen Symptom angeführte/n Zahl/en stehen stellvertretend für die biochemischen Mineralsalze, welche dieses Symptom in ihrem Mittelbild haben.

Die Zahlenfolge gibt einen Hinweis auf die Wichtigkeit der Mittel. Bitte vergleichen Sie genau die vom Erkrankten geschilderten Symptome mit dem Mittelbild.

Kleiner Hinweis zur Dosierung (siehe 139):

AKUT: stündlich bis 5-minütlich 1 Tablette

CHRONISCH: 2–3-mal täglich 1–2 Tabletten

»HEISSE 7«: 5–10 Tabletten Nr. 7 in 1/4 l heißen Tee lösen und schluckweise trinken, ggf. wiederholen

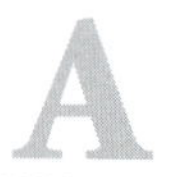

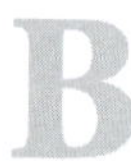

C

D

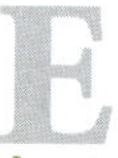

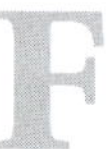

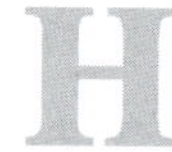

M

N

V

Z

WEITERE BÜCHER DES AUTORS

EMMRICH, PETER: *Schüßler-Sprechstunde*, Deutscher Apotheker Verlag, 1. Auflage, Stuttgart 2016

EMMRICH, PETER | HARTLIEB, BENJAMIN: *Die Schüßlersalze – Praktische Anwendung einer modernen Mineralstofftherapie*, Lüchow in Kamphausen Media GmbH, 1. Auflage, Bielefeld 2021

EMMRICH, PETER | OOMEN, GERT: *Dr. med. Wilhelm Heinrich Schüßler – Arzt aus Leidenschaft – Die Biografie*, Fischer und Gann in Kamphausen Media GmbH, 1. Auflage, Bielefeld 2021

EMMRICH, PETER: *Naturheilkundliche Therapie von Long- und Post-Covid 19*, WzG Verlag, 1. Auflage, Dormagen 2022

EMMRICH, PETER: *Die vielen Gesichter von Long- und Post-covid – Ganzheitliche Therapiekonzepte bei massiven und langjährigen Infekten*, WzG Verlag, 1. Auflage, Dormagen 2023

DANKSAGUNG

GANZ BESONDERS MÖCHTE ICH allen Menschen ein herzliches »Merci vielmals« aussprechen, welche mir in all den Jahren geholfen haben, dieses Buch zu dem werden zu lassen, was es jetzt ist: ein praktisches Kompendium, welches sich schon viele Zigtausend Mal bewährt hat und täglich in der Praxis oder im Studium jedem, der in ihm liest, die Einfachheit der SCHÜSSLER'schen Mineralsalzlehre offenbart.

NACHWORT

NUN HABEN SIE DAS KOMPENDIUM durchgearbeitet. Ich hoffe, Sie konnten den einen oder anderen guten Gedanken aufnehmen und verinnerlichen. Falls es mir gelungen sein sollte, Ihre Begeisterung für die Biochemie zu entfachen, so würde mich das sehr freuen. Wenn sie nun einen Kontakt zu einer Gruppe von »Biofreunden« suchen, um Ihre Erfahrungen auszutauschen, dann schreiben Sie an den

Biochemischen Bund Deutschlands e.V.
Präsident DIERK SCHILD
In der Kuhtrift 18, 41541 Dormagen

e-Mail: biochemie@bbdnet.de
www.biochemie-net.de

Dort erfahren Sie, wo sich der nächste Biochemische Gesundheitsverein in Ihrer Nähe befindet. Im Internet finden Sie auch das große Therapeuten-Verzeichnis. Sie können sich jedoch auch das Verzeichnis gegen Rückporto zuschicken lassen. Möchten Sie hingegen mir eine Anmerkung zu diesem Kompendium zukommen lassen, so schreiben Sie an

PETER EMMRICH
Hohenzollerstraße 24
75177 Pforzheim

ÜBER DEN AUTOR

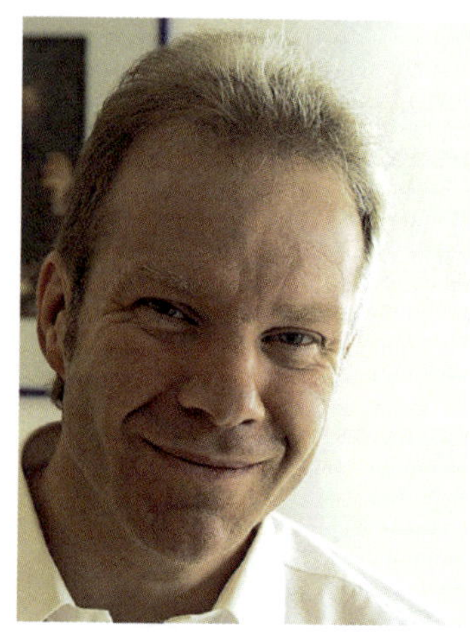

PETER EMMRICH, M.A. ist Diplombiologe, Chemiker und Facharzt für Allgemeinmedizin mit den Zusatzbezeichnungen Homöpathie, Naturheilverfahren, Akupunktur, Sportmedizin, Manuelle Medizin und Palliativmedizin.

PETER EMMRICH führt in Pforzheim eine Hausarztpraxis und hat einen Lehrauftrag für Allgemeinmedizin an der Universität Tübingen. Als Präsident des Europäischen Naturheilbundes e. V., Vizepräsident des Zentralverbandes der Ärzte für Naturheilverfahren und Regulationsmedizin e. V. (ZAEN) und Vorstandsmitglied der Hufelandgesellschaft e. V. befasst er sich seit Jahren intensiv mit natürlichen Heilverfahren und biologischer Medizin.

DAS »STANDARDWERK« ZUM ERFINDER DER SCHÜSSLERSALZE

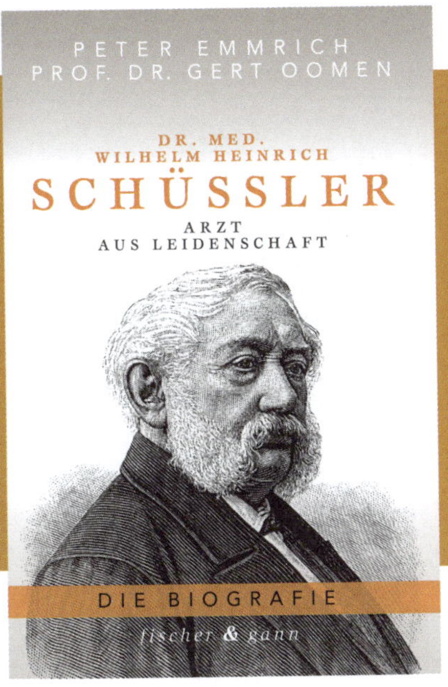

PETER EMMRICH
PROF. DR. GERT OOMEN

DR. MED. WILHELM HEINRICH SCHÜSSLER

ARZT AUS LEIDENSCHAFT - DIE BIOGRAFIE

Hardcover | 344 Seiten
ISBN 978-3-95883-552-8

AUF GRUNDLAGE DER WENIGEN ÜBERLIEFERTEN Quellen zeichnet dieses Werk ein umfassendes Bild des damals wie heute umstrittenen Mediziners und seiner »Biochemischen Methode« zu Beginn der naturwissenschaftlich orientierten Medizin in der zweiten Hälfte des 19. Jahrhunderts. Die therapeutischen Hinweise seiner Methode fanden in weiten Teilen Europas und den USA Beachtung. Daran hat sich bis heute wenig geändert.

SCHÜSSLER-SALZE – KOMPAKT UND MODERN

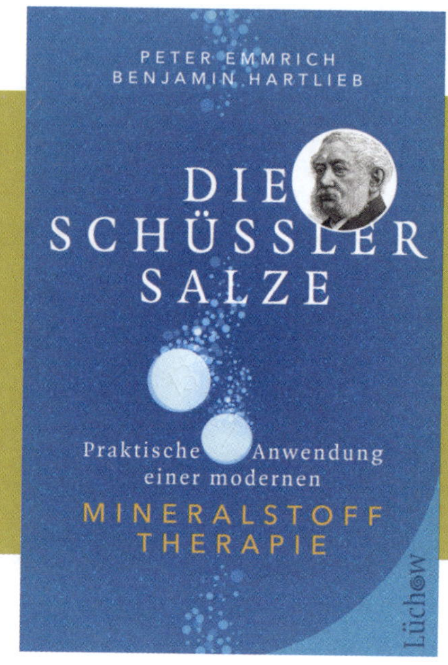

PETER EMMRICH
BENJAMIN HARTLIEB

DIE SCHÜSSLER-SALZE

Praktische Anwendung einer modernen Mineralstoff-Therapie

Broschur | 176 Seiten
ISBN 978-3-95883-550-4

MIT DIESEM MODERN KONZIPIERTEN LEITFADEN legen die Autoren ein praktisches Anwendungsbuch vor, das neben notwendigem Hintergrundwissen und Fallbeispielen alle wichtigen Erläuterungen zur Behandlung mit den Schüßler-Salzen enthält. Eine umfassende und praxisorientierte Beschreibung aller Salze und ihrer Anwendungsbereiche sowohl für Anfänger wie auch für erfahrene Therapeut*innen sorgt für einen leichten und kompakten Einstieg in das Thema natürlicher Gesundheit und Prophylaxe.